Sword of the Four Seasons - Chinese 24 solar terms' culture of health preserving in TCM characteristics

Культура поддержания здоровья методами традиционной китайской медицины, основанными на 24 сезонах китайского календаря

刘金民 沈潜 闫剑坤 主编

四季剑

中国二十四节气之中医特色养生文化

全国百佳图书出版单位

中国中医药出版社

·北京·

图书在版编目（CIP）数据

四季剑：中国二十四节气之中医特色养生文化 / 刘金民，
沈潜，闫剑坤主编 . —北京：中国中医药出版社，
2023.12
ISBN 978-7-5132-8571-1

Ⅰ . ①四… Ⅱ . ①刘… ②沈… ③闫… Ⅲ . ①二十四
节气—养生（中医）Ⅳ . ① R212

中国国家版本馆 CIP 数据核字（2023）第 230744 号

中国中医药出版社出版

北京经济技术开发区科创十三街 31 号院二区 8 号楼
邮政编码　100176
传真　010-64405721
北京盛通印刷股份有限公司印刷
各地新华书店经销

开本 787×1092　1/12　印张 10.5　字数 154 千字
2023 年 12 月第 1 版　2023 年 12 月第 1 次印刷
书号　ISBN 978 – 7 – 5132 – 8571 – 1

定价　68.00 元
网址　www.cptcm.com

服 务 热 线　010-64405510
购 书 热 线　010-89535836
维 权 打 假　010-64405753

微信服务号　zgzyycbs
微商城网址　https://kdt.im/LIdUGr
官 方 微 博　http://e.weibo.com/cptcm
天猫旗舰店网址　https://zgzyycbs.tmall.com

如有印装质量问题请与本社出版部联系（010-64405510）

序 言

21 世纪是风起云涌、万象激发的时代，中国在世界历史舞台上起着举足轻重的作用。中医药是中华民族历史长河中一颗璀璨的明珠，历经数千年的洗礼，至今仍熠熠生辉。在新时代的背景下，中医药与新思潮、新科技互相融合，迸发出新的活力，可称之为世界医学史上的一朵奇葩，其古老睿智的思想，独特的辨证论治，切实可行的技术，未来必将成为全人类的健康福祉，成为构建人类命运共同体的强大助力。

In the dynamic 21st century, marked by myriad developments, China plays a pivotal role on the world stage. Traditional Chinese Medicine (TCM), like a dazzling gem, has journeyed through the long river of Chinese history, continuing to radiate brilliance even today. In this new era, it has merged with new waves of thought and modern technology, igniting a new vitality that can be seen as a unique flower in the history of world medicine. With its ancient wisdom, distinctive diagnosis and treatment methods, and practical techniques, it is poised to guide the health and well-being of all humankind and contribute significantly to the construction of a human community with a shared future.

21 век – это эпоха быстрого, широкого и разностороннего развития, и в процессе этого Китай играет в международной исторической арене решающую роль.Китайская народная медицина является яркой жемчужиной в истории китайской нации. После тысячелетних тяжелых испытаний, до настоящего времени, по-прежнему, остается ярким и сверкающим. В контексте новой эпохи традиционная китайская медицина интегрируется с новыми идейными течениями и новыми

технологиями, вспыхивая новой жизненной силой. Это можно назвать замечательным произведением в истории мировой медицины. Его древние и мудрые идеи, уникальное диагностирование и лечение, а также практические технологии, несомненно, будут направлять здоровье и благополучие всего человечества в будущем, и станет мощной силой в создании Сообщество единой судьбы человечества.

北京中医药大学建校伊始就注重中医传播和国际交流，以中医药为特色名片，打造中外人文交流平台，积极构建全方位、宽领域、多层次中医药国际合作体系，目前已为94个国家和地区培养了2万余名中医药专门人才，先后建立北京中医药大学澳大利亚中医中心、俄罗斯中医中心、美国中医中心、中国－德国中医药中心（魁茨汀）等，已经形成医疗、教育、科研与文化传播于一体的"北中医方案"，成为中医药走向世界的一道亮丽风景线。

Since its inception, Beijing University of Chinese Medicine (BUCM) has prioritized the dissemination of TCM and international exchanges. With TCM as its distinctive calling card, the university has established a platform for cross-cultural exchanges, actively constructing a comprehensive, broad-ranging, and multilayered international cooperation system for TCM. Presently, it has trained over 20,000 TCM professionals for 94 countries and regions. Noteworthy centers, such as the BUCM Australian Chinese Medicine Center, Russia TCM Center, US Center for Chinese Medicine, and the Sino-German TCM Center (Bad Kötzting), have been established, forming the "BUCM Solution" that integrates medical care, education, research, and cultural dissemination. This has, therefore, become a splendid panorama in the global promotion of TCM.

С самого начала своего основания Пекинский университет китайской медицины уделял большое внимание на распространение традиционной китайской медицины и международным обменам. Используя традиционную китайскую медицину в качестве своей визитной карточки, мы создали платформу для китайско-зарубежных культурных обменов и активно создавали всестороннюю, широкомасштабную и многоуровневую систему международного сотрудничества в области традиционной китайской медицины. В настоящее время более 20 000 специалистов в области китайской медицины прошли обучение в 94 странах и регионах, и последовательно были созданы Австралийский центр китайской медицины при Пекинском университете китайской медицины, Российский центр китайской медицины, Американский центр китайской медицины, Китайско-германский центр китайской медицины (Кецтин) и др.. Был сформирован «План Северной традиционной китайской медицины», который объединяет медицинское обслуживание, образование, научные исследования и культурной коммуникации, и стал прекрасным ландшафтом для распространения традиционной китайской медицины по всему миру.

"春雨惊春清谷天，夏满芒夏暑相连，秋处露秋寒霜降，冬雪雪冬小大寒。" 中国的二十四节气已被联合国教科文组织正式列入人类非物质文化遗产代表作名录，其内容蕴含着文化内涵和历史积淀，是中华民族悠久历史文化的重要组成部分，跳动着传统文化之脉的精神符码，三千年前的《逸周书》就已经开始有明确的记载。二十四节气不仅指导农事、物候、饮食、历法、民俗等，更与中医诊疗疾病、养生保健密不可分。

"Spring showers awaken the valley, summer arrives in a frenzy of heat, autumn unveils its crispness with dew and frost, and winter veils the land with snow and cold." China's twenty-four solar terms have been recognized by the United Nations Educational, Scientific and Cultural Organization (UNESCO) as an intangible cultural heritage of humanity. Laden with cultural significance and historical depth, they constitute a vital component of China's enduring historical and cultural legacy, pulsating with the spirit of traditional culture. Their earliest recorded mention can be found in the *Yizhou Book*, dating back three thousand years during the Zhou Dynasty. In addition to guiding agricultural activities, phenology, dietary habits, calendars, and folk customs, the twenty-four solar terms are inseparable from TCM's approach to diagnosing and treating diseases and promoting health.

" 春 雨 惊 春 清 谷 天 (включает периоды весны: начало весны, период дождей, пробуждение насекомых, весеннее равноденствие, ясные дни, хлебные дожди), 夏 满 芒 夏 暑 相 连 (включает периоды лета: начало лета, молочная спелость, остистый колос, летнее солнцестояние, малая жара, большая жара), 秋处露秋寒霜降 (включает периоды осени: начало осени, конец жары, белые росы, осеннее равноденствие, холодные росы, выпадение инея), 冬 雪 雪 冬 小 大 寒 (включает периоды зимы: начало зимы, малые снега, большие снега, зимнее солнцестояние, малые холода, большие холода)". Китайское распределение двадцати четырех периодов (сезонов) был официально включен в ЮНЕСКО в репрезентативный список нематериального культурного наследия человечества. Оно содержит давний культурный подтекст и историческое накопление. И оно является важной частью в истории, культуре и является духовным символом китайской нации, которое бьет в такт в унисон с традиционной культурой, и данное особенность зафиксировано в книге «Оставленные писания Чжоу» три тысячи лет назад. Двадцать четыре периода не только определяют вопросы сельского хозяйства, климатических циклов, питание, летосчисление, фольклор и т.д., но и неразрывно связаны с диагностикой и лечением заболеваний, и профилактикой в традиционной китайской медицине.

中医四大经典之首的《黄帝内经》强调"天人相应"，从藏象、经络、发病、养生等各方面描述节气与人体的关系。书中记载："夫四时阴阳者，万物之根本也，所以圣人春夏养阳，秋冬养阴，以从其根。"宋代名医陈直在《养老奉亲书》中曾言："人能执天道生杀之理，法四时运用而行，自然疾病不生，长年可保。"清代曹廷栋在《老老恒言》云："春冻未泮，下体宁过于暖，上体无妨略减，所以养阳之生气"。中医名著典籍的核心思想与二十四节气遥相呼应，内核喑合，犹如阴阳转化，周而复始，是古人高度凝结智慧的结晶。

The foremost classic among the four major Chinese medical texts, the *Huangdi Neijing* (Yellow Emperor's Inner Canon), highlights the principle of "harmony between heaven and man". It describes the relationship between the solar terms and the human body from various perspectives, including visceral manifestation, meridians, disease development, and health preservation. The book states, "The *yin* and *yang* of the four seasons form the foundation of all things. Therefore, sages nurture *yang* in spring and summer, and nurture *yin* in autumn and winter, aligning themselves with the root of nature." Chen Zhi, a renowned physician from the Song Dynasty, wrote in his book *Caring for the Elderly and Respecting Parents*, "If individuals can grasp the principles of the four seasons, aligning their actions with the laws of heaven and earth, diseases will naturally be prevented, ensuring a long and healthy life." Cao Tingdong from the Qing Dynasty, in *Old Classics of Constant Reminders*yang, mentioned, "In spring, where there is half ice-cold and half warm, it is important to maintain a moderate temperature in the lower body and slightly reduce the warmth in the upper body. This way, the vitality of *yang* can be nurtured in a balanced and flexible manner." The core ideas of classical Chinese medical literature resonate profoundly with the twenty-four solar terms. Like the transformation of *yin* and *yang*, they perpetually circulate, representing the concentrated wisdom of the ancients.

«Трактат Жёлтого императора о внутреннем» первая из четырех классических книг традиционной китайской медицины, подчеркивает «взаимодействие человека и природы», описывая взаимосвязь между периодами (сезонами) и человеческим телом с различных точек зрения, таких как Цзан Сян (состояние внутренних органов), сосуды, заболеваемость и профилактика-оздоровление. В книге описывается: «Инь Ян в четырех временах года. Они являются основой всего существа, поэтому мудрец питает Ян весной и летом, а Инь питает осенью и зимой. Это является его корнем». Чэнь Чжи, известный врач династии Сун, в «Книге ухода за пожилыми людьми»-сказал: «Если люди смогут жить согласно принципам роста и смерти по законам природы и будут подражать законам четырех времен года, они, естественно, не будут страдать болезнями и смогут сохранить долгую жизнь». Цао Тиндун из династии Цин сказал в «Лао Лао Хэн Янь»: «Носите толстую одежду на нижней части тела, чтобы согреться, и носите немного меньше одежды на верхней части тела, чтобы обеспечить нормальный рост энергии Ян». Основополагающие идеи классиков традиционной китайской медицины на протяжении веков перекликаются с двадцатью четырьмя периодами и ее основными идеями, и подразумевается, что оно является ядром для трансформации Инь и Ян, еще раз доказывая мудрость древних.

基于中国优秀传统文化中蕴含的养生理念，北京中医药大学东方医院拓展部携宣传科共同编撰《四季剑——中国二十四节气之中医特色养生文化》，此书采用中、英、俄多种语言对照的形式，以中国传统武侠故事作为框架，用通俗易懂的语言，立足中医与二十四节气，巧妙融合二者精华，涵节气养生之精髓，宣岐黄天人之内核，将中医节气养生理念推向世界舞台，联动中外各国的交流，交互求同存异的思想，必将引发新一轮的热潮和响应。《黄帝内经》曰："故智者之养生也，必顺四时而适寒暑，和喜怒而安居处，节阴阳而调刚柔。"于小处而言，中医节气养生可成为自然界与人体沟通相合的渠道，于大处着眼，更可借此契机联动中外之孔窍，实现同气连枝之基石，实为一桩美谈，故欣然而乐之为序。

Based on the health preservation principles embedded in China's outstanding traditional culture, the Business Development Department of Dongfang Hospital of BUCM, in collaboration with the Publicity Department, has co-authored *Sword of the Four Seasons - Chinese 24 solar terms' culture of health preserving in TCM characteristics*. Presented in a bilingual format encompassing Chinese, English, Russian, and more, this book employs traditional Chinese martial arts stories as a framework. Using accessible language, it skillfully integrates the essence of TCM and the twenty-four solar terms, incorporating the core of TCM seasonal health preservation. It unveils the core understanding of Chinese medicine regarding the harmony of heaven, Earth, and human beings, propelling the connection between TCM, the twenty-four solar terms, and health preservation onto the global stage. Through international exchanges and interactive dialogue seeking common ground while respecting differences, it is poised to ignite a new wave of enthusiasm and resonance. As the *Huangdi Neijing* states, "Wise individuals who nurture life must harmonize with the seasons, adapting to the cold and heat, balancing joy and anger, and dwelling in suitable habitats. They must observe the balance of *yin* and *yang*." On a smaller scale, the practice of TCM and health preservation in accordance with the solar terms can serve as a pathway to harmonious communication with nature. On a grander scale, it can unite the wisdom of China and foreign countries, constituting the cornerstone of shared destinies - a beautiful narrative that I gladly endorse.

Основываясь на концепции здоровья, заложенной в превосходной традиционной культуре Китая, отдел развития Восточной больницы Пекинского университета китайской медицины и отдел маркетинга совместно составили «Культура поддержания здоровья методами традиционной китайской медицины, основанными на 24 сезонах китайского календаря». Содержание этой книги параллельно написаны на нескольких языках, таких как китайский, английский и русский. В качестве основы в ней используются истории о традиционных китайских боевых искусствах и используется простой для понимания язык. В ней рассказывается о традиционной китайской медицине и двадцати четырех периодах, умело интегрируя ее суть, развивая суть периодов (сезонов) и профилактики. Целью которой является продвижение оздоровление и профилактики с помощью периодов (сезонов) китайской медицины на мировой арене, а также налаживание китайско-зарубежных обменов и интерактивный поиск общих идей, вызывающих новое увлечение и отклик. «Трактат Жёлтого императора о внутреннем» гласит: «оздоровительный метод мудрого человека должен заключаться в том, чтобы приспосабливаться к временам года, приспосабливаться к изменениям климата холода и жары; не быть слишком счастливым и сердитым, и хорошо приспосабливаться к окружающей среде; умерять частичную победу и частичный упадок Инь и Ян, и примирить жесткость и мягкость, чтобы сделать их взаимовыгодными». Поэтому двадцать четыре периода китайской медицины поможет стать каналом связи между природой и человеческим телом, передавая энергетику и концентрируя всё внимание на главном, также пользуясь этой возможностью, улучшить связь между Китаем и зарубежными странами, реализуя краеугольный камень в соединении отраслей в одном духе. Надеюсь, содержательная беседа воспримется с радостью.

北京中医药大学校长　徐安龙

2023 年 10 月 7 日

Xu Anlong, President of Beijing University of Chinese Medicine

October 7, 2023

Сюй Аньлун, ректор Пекинского университета китайской медицины

7 октября 2023 г

目　录

序　章

江湖纷争，宗派林立。武林以药王谷（春）、太虚门（夏）、八荒派（秋）、广寒宫（冬）四大门派为首。明年马上就要到百年一次的武林大会了，各路人马蠢蠢欲动，据说赢得这次武林大会不但可以获得武林盟主的头衔，还可以得到武林至宝——四季剑，相传此剑法不但会使人武功大进，更有延年益寿之效。本就不太平静的江湖又要掀起一阵腥风血雨……

In a realm of chaos, various sects have flourished in the martial world. Among them, the leading factions are Valley of Divine Medicines (Spring), Gate of Ultimate Emptiness (Summer), Sect of Eight Wildernesses (Autumn), and Palace of Extreme Cold (Winter). The highly anticipated Martial Arts Tournament, occurring once every hundred years, is about to take place next year. Rumor has it that winning this tournament not only grants the title "Martial World Leader" but also bestows the legendary "Four Seasons Sword", a treasured weapon said to not only enhance one's martial arts prowess but also bestow longevity. The usually unsettled martial realm is about to witness a violent storm of bloodshed and turmoil…

В мире хаос и в мире боевых искусств густо расло количество сект. Мир боевых искусств Цзянху возглавляют четыре основные направления: долина Яован (весна), школа Тайсю (лето), школа Бахуан (осень) и дворец Гуанхань (зима). В следующем году состоится соревнование по боевым искусствам, которая проводится раз в столетие, и люди из всех слоев общества были переполошены. Говорят, что победа в этом соревновании по боевым искусствам принесет не только титул лидера боевых искусств, но и величайшее сокровище боевых искусств – «Меч четырех сезонов». Согласно легенде, это искусство владения мечом не только значительно улучшит боевые искусства, но и продлит жизнь. И без того обеспокоенный мир вот-вот разразится очередным кровавым штормом. … …

人物介绍

Characters

Знакомство с персонажами

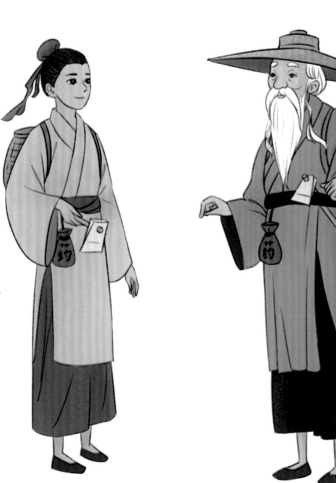

东方济世

医术高超，武功超群，
药王谷百年难遇的奇才

Dongfang Jishi

A rare genius of the Valley of Divine Medicines, possessing extraordinary medical skills and exceptional martial arts prowess

Дунфан Цзиши

Обладает превосходными медицинскими навыками и выдающимися боевыми искусствами. Он является редким талантом в долине Яован.

窦春胡

药王谷谷主，
有"医仙"之名

Dou Chunhu

Master of the Valley of Divine Medicines, renowned as the "medical sage"

Доу Чуньху

Вождь долины Яован известен как «божественный медик».

张夏

夏无天的徒弟，
热情似火

Zhang Xia

Disciple of Xia Wutian,
with a passionate and
enthusiastic character

Чжан Ся

Ученик Сяу Тянь.
Очень любознательный

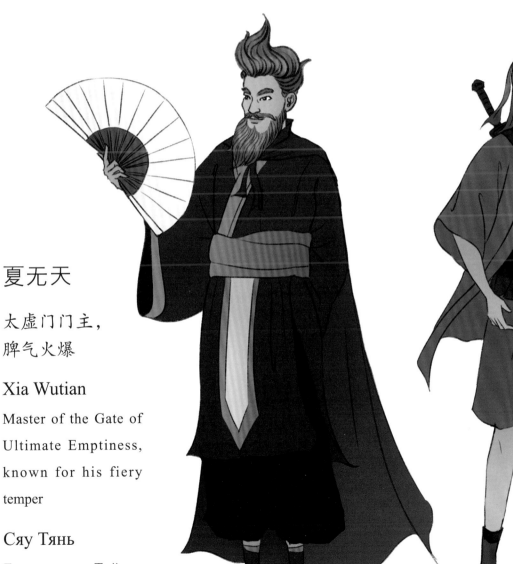

夏无天

太虚门门主，
脾气火爆

Xia Wutian

Master of the Gate of
Ultimate Emptiness,
known for his fiery
temper

Сяу Тянь

Глава клана Тайсю,
у него вспыльчивый
характер

旦秋实

八荒派宗主，特点是爱吃

Dan Qiushi

Master of the Sect of Eight Wildernesses, known for his fondness for food

Дань Цюши

Лидер клана Бахуан, он любит поесть.

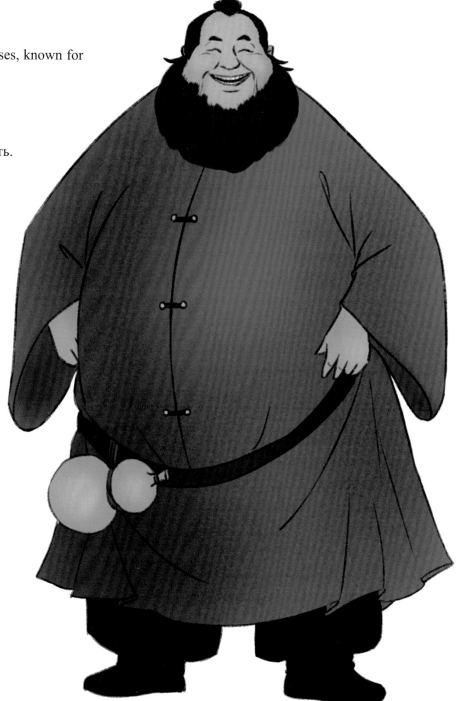

欧阳天冬

广寒宫宫主，性格
高冷，为人冷淡

Ouyang Tiandong

Master of the Palace of
Extreme Cold, characterized
by his aloof personality and
cold demeanor

Оу Янтяньдун

Глава дворца Гуанхань.
Она выглядит суровым и
ведет себя отстраненно.

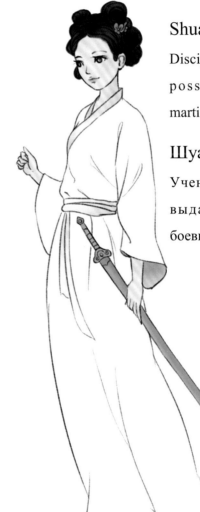

霜儿

欧阳天冬的徒弟，
武功不凡

Shuang'er

Disciple of Ouyang Tiandong,
possessing extraordinary
martial arts skills

Шуанъэр

Ученица Оуян Тяньдуна с
выдающимися навыками
боевых искусств.

春季篇——药王谷

Spring Part - Valley of Divine Medicines

Весенняя глава — Долина Яован

药王谷隐藏在四季如春的东方，那是一个美丽的山谷，山谷里的桃花开了，漫山遍野，争奇斗艳。

The Valley of Divine Medicines is secluded in the everlasting spring-like East, a beautiful mountain valley where peach blossoms bloom abundantly, spreading across the mountains in a vibrant spectacular display.

Долина Яован находится в уединении на востоке, где круглый год весна. Это красивая долина, где цветут персики, покрывая горы и равнины, наполненная красотой.

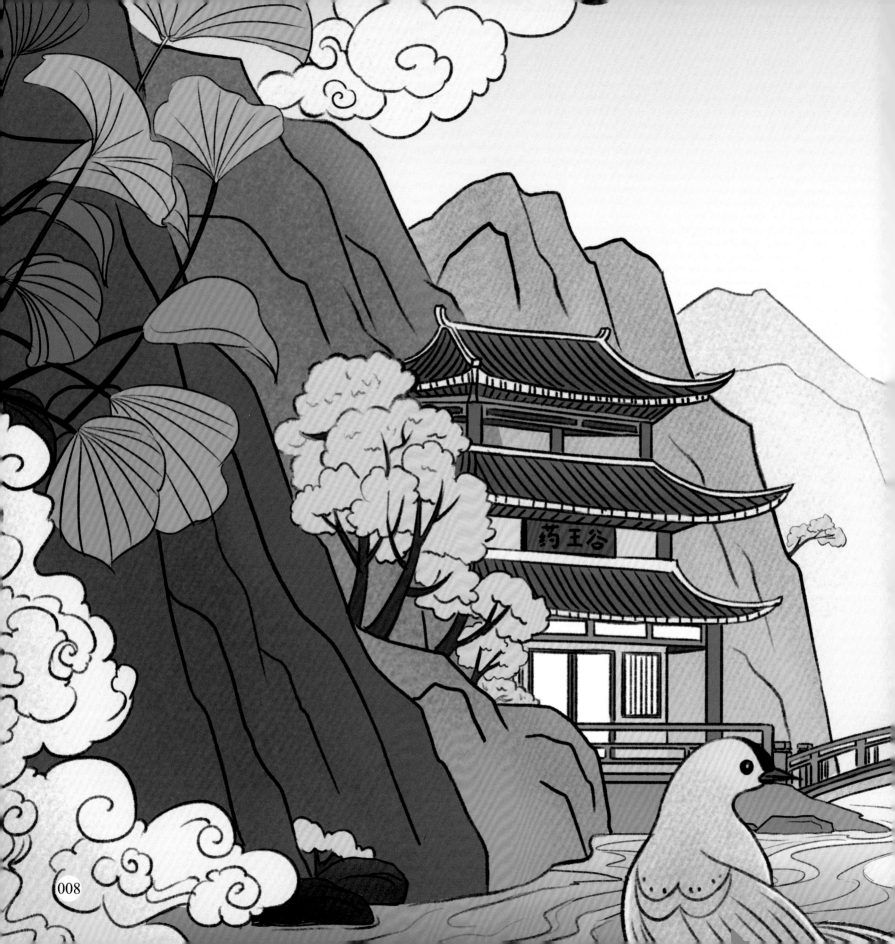

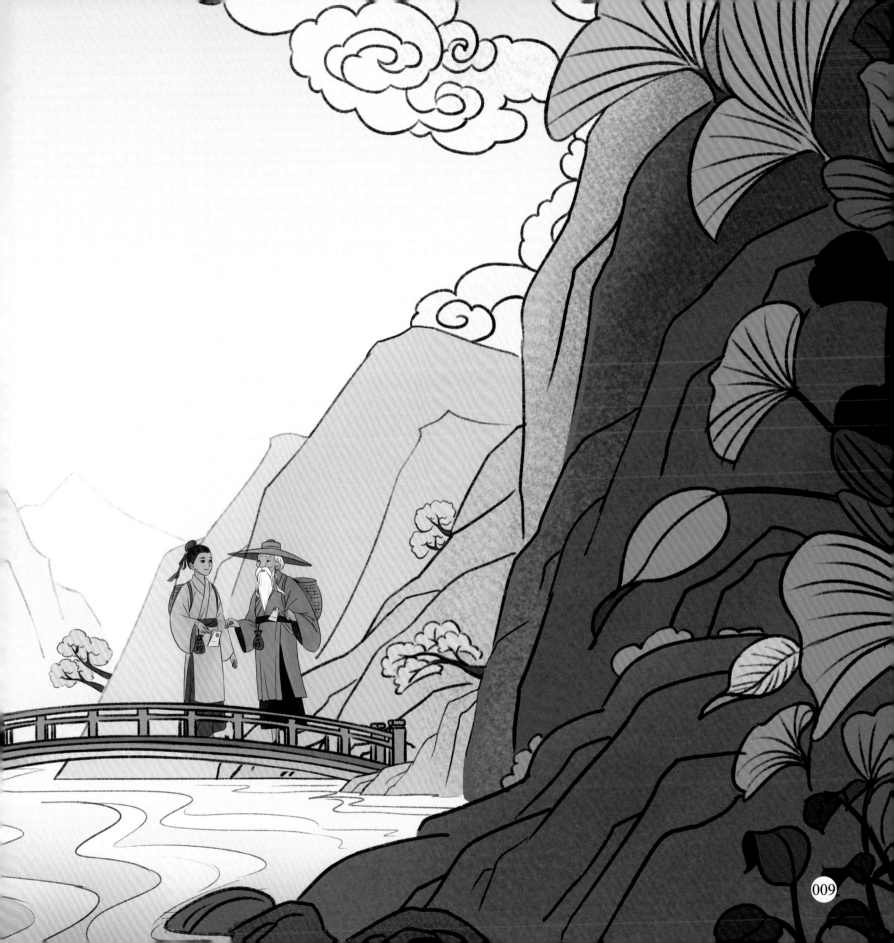

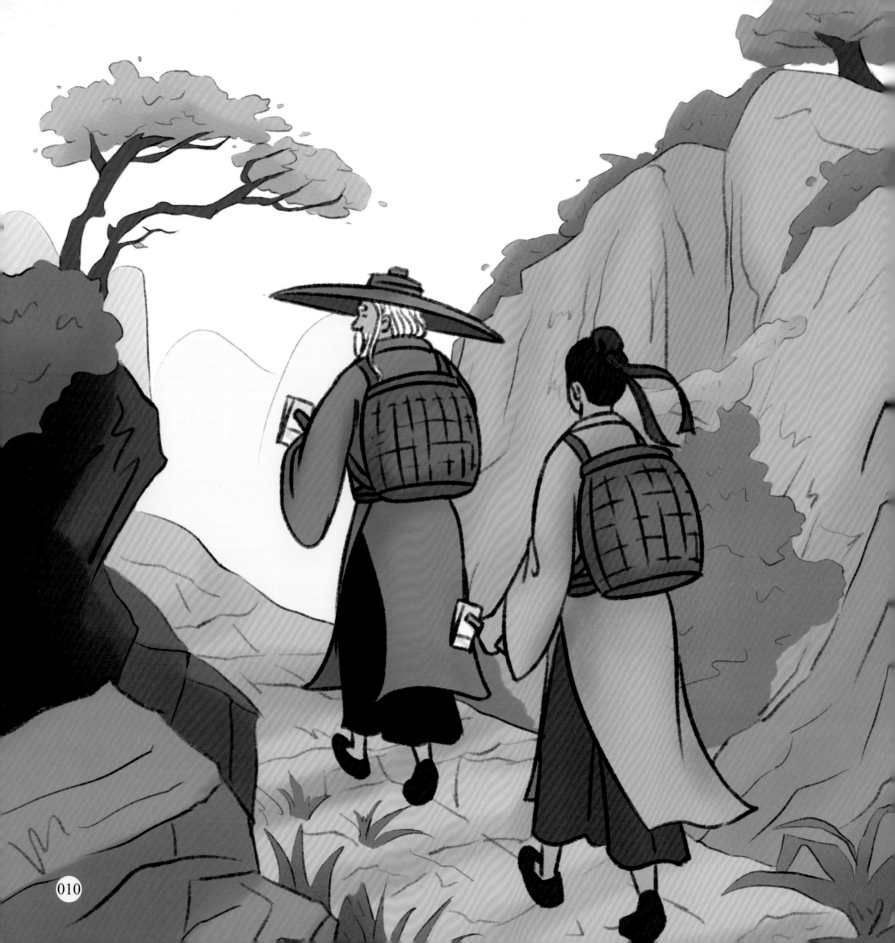

山间有一老一少，两个人一前一后地向山上走去，老者年纪在7旬左右，一身道士打扮，头戴斗笠，身后背着竹篓，腰间插一把药锄，五绺长须飘洒胸前。后面的少年身高5尺，穿着小道士的衣服，长的是浓眉大眼、鼻直口阔，年纪在17岁左右。

In the mountains, there were an elder and a youth walking uphill, one behind the other. The elder, approximately seventy years old, dressed as a Taoist, wearing a bamboo hat and carrying a bamboo basket on his back. A medicine hoe was attached to his waist, and his long beard gracefully flowed down his chest. The young man behind him stood at about five feet tall, dressed in the attire of a young Taoist, with thick eyebrows, large eyes, a straight nose, and a wide mouth, appearing to be around seventeen years old.

Старик и молодой человек поднимались на гору один за другим. Старику было около семидесяти лет. Он одет как даосский священник, с бамбуковой шляпой на голове. За спиной нес бамбуковую корзину, а за поясом висела медицинская мотыга. Пять пряди бороды свисали ему на грудь. Юноша позади него, был ростом пять футов, одетый в одежду даосского священника. У него густые брови, большие глаза, прямой нос и широкий рот. Ему около 17 лет.

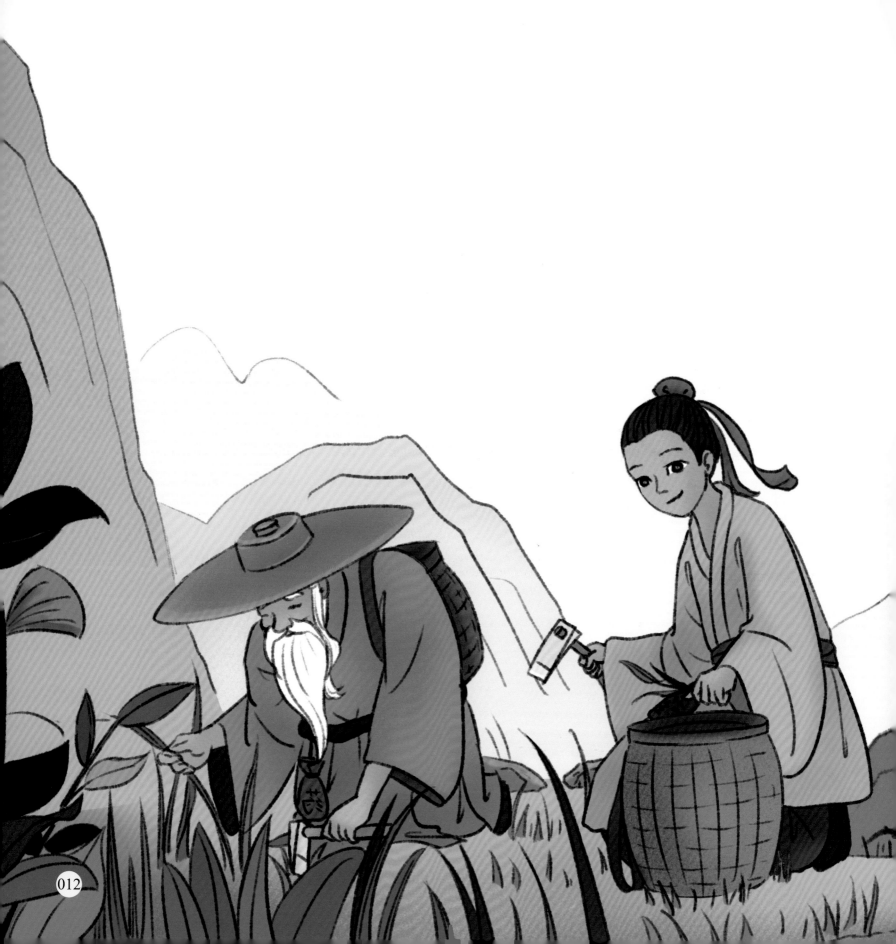

这一老一少走在山间，速度十分得快，不时弯下腰去采集药材，他们腰间都戴有一个香囊，香囊上绣着一个大大的"药"字，前面的老者不是别人，正是药王谷当代谷主窦春胡，后面的少年是他的关门弟子东方济世，这少年虽然年纪轻轻但医术高超，武功超群，乃是药王谷百年不遇的奇才。

The elder and the youth swiftly traversed through the mountains, occasionally bending down to collect medicinal herbs. Both of them wore a sachet around their waists, adorned with a prominent " 药 " character (meaning "medicine"). The elder leading the way was none other than Dou Chunhu, master of the Valley of Divine Medicines. The young man following him was his last disciple, Dongfang Jishi. Despite his young age, the youth possessed exceptional medical skills and extraordinary martial arts prowess, making him a prodigy rarely seen in the valley.

Старик и молодой человек очень быстро шли по горам и время от времени наклонялись, чтобы собрать лекарственные растения. У них на поясе висели сумочки. На сумочке было крупно написано "лекарство". Старик впереди был не кто иной, как Доу Чуньху, нынешний глава долины Яован, а молодой человек позади него - его последний ученик Дунфан Цзиши. Хотя этот мальчик еще очень юн, но он уже обладает превосходными медицинскими навыками и выдающимися боевыми искусствами. Он - редкий талант в долине Яован.

东方济世问："师父，您收到明年武林大会的邀帖了吗？"

窦谷主点头说："这次大会四大门派相约，派出弟子进行比武，赢方得到输方剑诀，而凑齐四方剑诀，也就是得到了四季剑。"

Dongfang Jishi asked, "Master, have you received the invitation for next year's Martial Arts Tournament?"

The master nodded and replied, "For this tournament, the four major sects have made an agreement to send their disciples to compete. The winner will obtain the swordsmanship of the defeated, and by collecting all four types, he will acquire the Four Seasons Sword."

Дунфан Цзиши спросил: «Учитель, вы получили приглашение на соревнование по боевым искусствам, который пройдет в следующем году?»

Мастер Доу кивнул и сказал: «Четыре основные кланы договорились отправить своих учеников на соревнование. Победившая сторона получит навыки владения мечом, а проигравшая сторона, отдаст книгу владения меча победителю. Если один из них победит во всех четырёх битвах и соберёт все четыре, то получит Меч четырех сезонов.»

东方济世又问："师父，何为四季剑？"

窦谷主捋着长须说："四季剑分为春、夏、秋、冬四剑诀。药王谷镇派武学青阳剑就是春剑，剑法分六式，立春、雨水、惊蛰、春分、清明、谷雨。每一式又分六招，共三十六招。"

The disciple further inquired, "Master, what is the Four Seasons Sword?"

The master stroked his long beard and explained, "To use the Four Seasons Sword, one needs to master four techniques named Spring, Summer, Autumn, and Winter. Our renowned Qingyang Sword is the Spring Sword. It has six stages: Beginning of Spring, Rain Water, Awakening from Hibernation, Spring Equinox, Fresh Green, and Grain Rain. Each stage has six moves, a total of thirty-six moves."

Дунфан Цзиши снова спросил: «Учитель, что такое Меч четырех сезонов?»

Мастер Доу погладил свою длинную бороду и сказал: «Меч четырех сезонов разделен на четыре техники владения меча: весна, лето, осень и зима. «Цинъян», меч школы боевых искусств долины Яован, является «Весенним мечом». Искусство владения мечом делится на шесть испытаний: начало весны, дождь, пробуждение насекомых, весеннее равноденствие, ясные дни и хлебные дожди. Каждая попытка делится на шесть, и всего тридцать шесть приемов .

窦谷主问："你对此剑诀有何心得？"

东方济世说："以立春剑为例，保持平和，乐观向上，忌情志忧郁。"

窦谷主说："对！作息上要夜卧早起；饮食上少吃酸味、多吃甘淡性温微辛食物。"

The master asked, "What's your experience with this technique?"

The disciple replied, "Taking the Sword of the Beginning of Spring as an example, it is essential to maintain a state of calmness, optimism, and avoid feelings of melancholy."

The master agreed, "Absolutely! It is important to maintain a regular sleep schedule, going to bedearly and waking up early; when it comes to diet, control the consumption of sour foods and instead focus on eating foods with a sweet, light, warm, and slightly spicy nature."

Мастер Доу спросил: «Что ты думаешь о бое на мечах?»

Дунфан Цзиши сказал: «Надо брать пример с меча «Начало весны», сохранят спокойствие, оптимизм и избегать чувства меланхолии.»

Мастер Доу сказал: «Да! И следует рано ложиться спать и рано вставать; есть меньше кислого, больше есть сладкой, и слегка острой пищи» .

东方济世点头说："每日梳头是不是也有益处？"

窦谷主说："梳头可以刺激头部多个穴位，起到开窍宁神、升清降浊的作用。"

东方济世说："噢！济世受教了。"

The disciple nodded and asked, "Is there also a benefit from daily hair combing?"

The master explained, "Combing the hair can stimulate various acupoints on the head, which can make our minds enlightened and refreshed."

The disciple responded, "Master, I got it."

Дунфан Цзиши кивнул и сказал: «Есть ли польза в том, чтобы расчесывать волосы каждый день?»

Мастер Доу ответил: «Расчесывание волос может стимулировать несколько точек акупунктуры на голове, что может открыть разум, успокоить его, повысить ясность и уменьшить мутность».

Дунфан Цзиши сказал: «Цзиши усвоил урок».

师徒二人正在闲聊，突然天空阴暗，绵绵春雨从天而降。

As the master and disciple engaged in leisurely conversation, the sky abruptly darkened, and a drizzling spring rain descended from above.

Когда мастер и его ученик беззаботно болтали, внезапно небо потемнело, и полил весенний дождь .

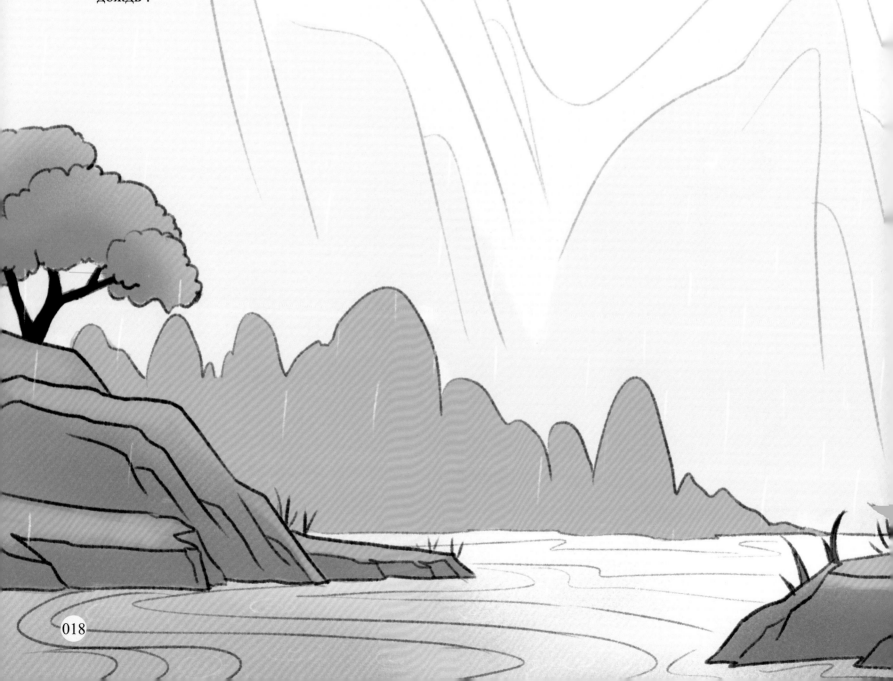

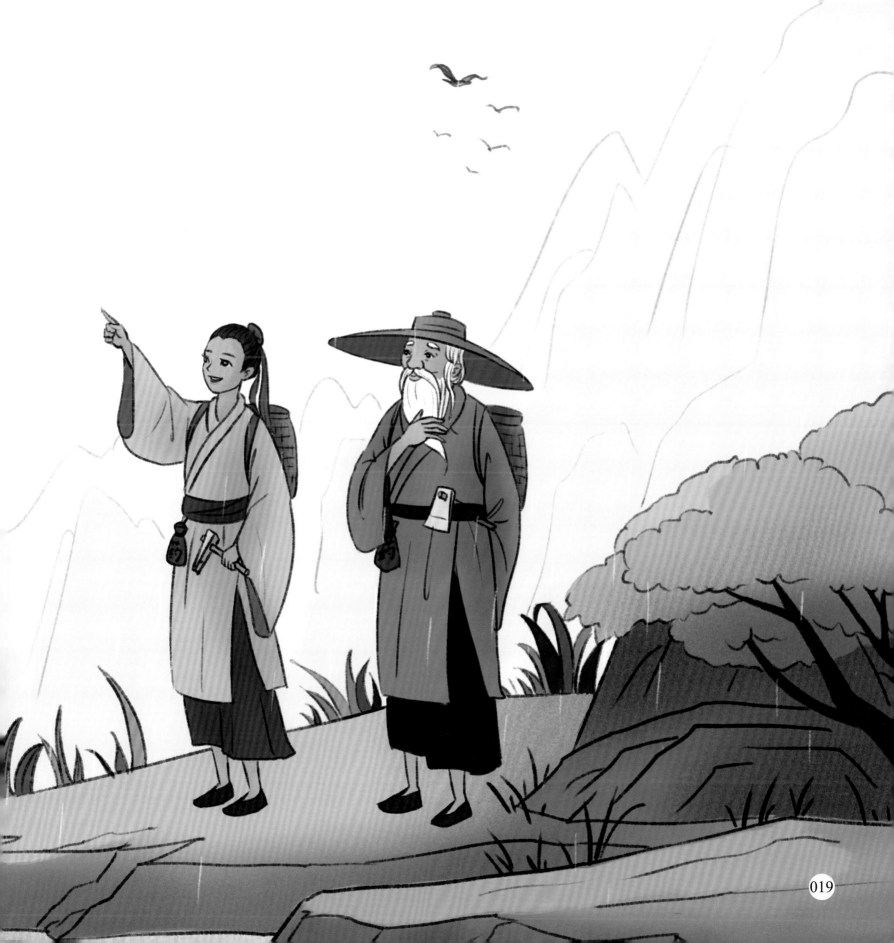

"谷雨时节潮湿多雨，湿为阴邪，易损阳气、伤脾胃，会使人出现食欲不佳、便溏腹泻等症状。"

"In the Grain Rain season, it is often humid and rainy. The humidity is considered *Yin* (negative) pathogen which can easily damage *Yang* (positive) energy and harm the spleen and stomach, leading to symptoms such as poor appetite and loose stool.

«Сезон зерновых дождей влажный и дождливый, а влага — это зло Инь, которое может легко повредить Ян. Он может повредить селезенку и желудок, и вызвать такие симптомы, как потеря аппетита, жидкий стул и диарею .

"因此，健脾除湿、助脾运化是谷雨时节养生调理的重点，饮食上多吃健运脾胃的食物，这也是药王谷人人健康长寿的秘诀。"

Therefore, the key to health maintenance and regulation during the Grain Rain season lies in invigorating the spleen, eliminating dampness, and enhancing the spleen function. It is advisable to eat foods that are beneficial for the spleen and stomach. This is also the secret to our people's good health and longevity."

Поэтому ключом поддержания здоровья в сезон зерновых дождей является укрепление селезенки, устранение сырости и улучшение функции селезенки. Желательно есть продукты, полезные для селезенки и желудка. Это также является секретом здоровья и долголетие нашего народа.»

"好了，明日为师带你去太虚门挑战他们的首席大弟子张夏，你可有信心？"

"弟子有信心，师父放心。"

"好！回去收拾一下，明日启程。"

"Alright, tomorrow I will take you to challenge Zhang Xia, the chief disciple of the Gate of Ultimate Emptiness. Do you have confidence?"

"Yes, master. You can trust me."

"Good! Let's go back and pack our stuff. We'll set off tomorrow."

«Я завтра поведу тебя в школу Тайсю, чтобы бросить вызов их главному ученику Чжан Ся. Ты уверен в себе?»

«Ученик уверен, мастер спокоен».

«Хорошо! Возвращайся и собирай вещи для завтрашней поездки».

第二天清晨，药王谷谷口走出了一老一少，正是药王谷谷主窦春胡和爱徒东方济世。两人依旧道士装扮，窦春胡手里拿着拂尘，东方济世肩上背着个大包袱，背后背着一把宝剑，两人向南方走去。

At dawn the next day, Dou Chunhu, the Valley's master, and his beloved disciple Dongfang Jishi walked out from the entrance. Both of them were dressed as Taoists, with Dou Chunhu holding a whisk in his hand, and Dongfang Jishi carrying a large package on his shoulder, while a treasured sword was strapped to his back. They set off toward the south.

Рано утром следующего дня из устья долины Яован вышли старик и молодой человек: это был Доу Чуньху, мастер долины Яован, и его любимый ученик Дунфан Цзиши. Они оба все еще были одеты как даосские священники. Доу Чуньху держал в руке мухогонку, Дунфан Цзиши нес на плечах большой сверток, а за спиной у него был меч. Они вдвоем направились на юг.

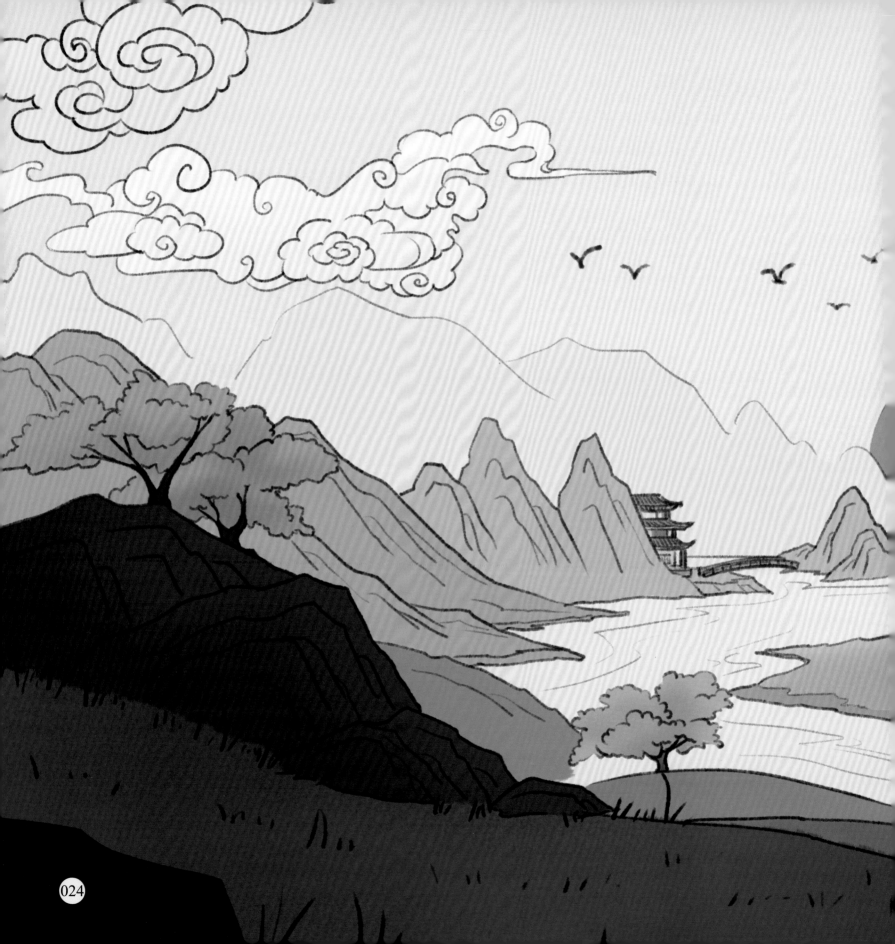

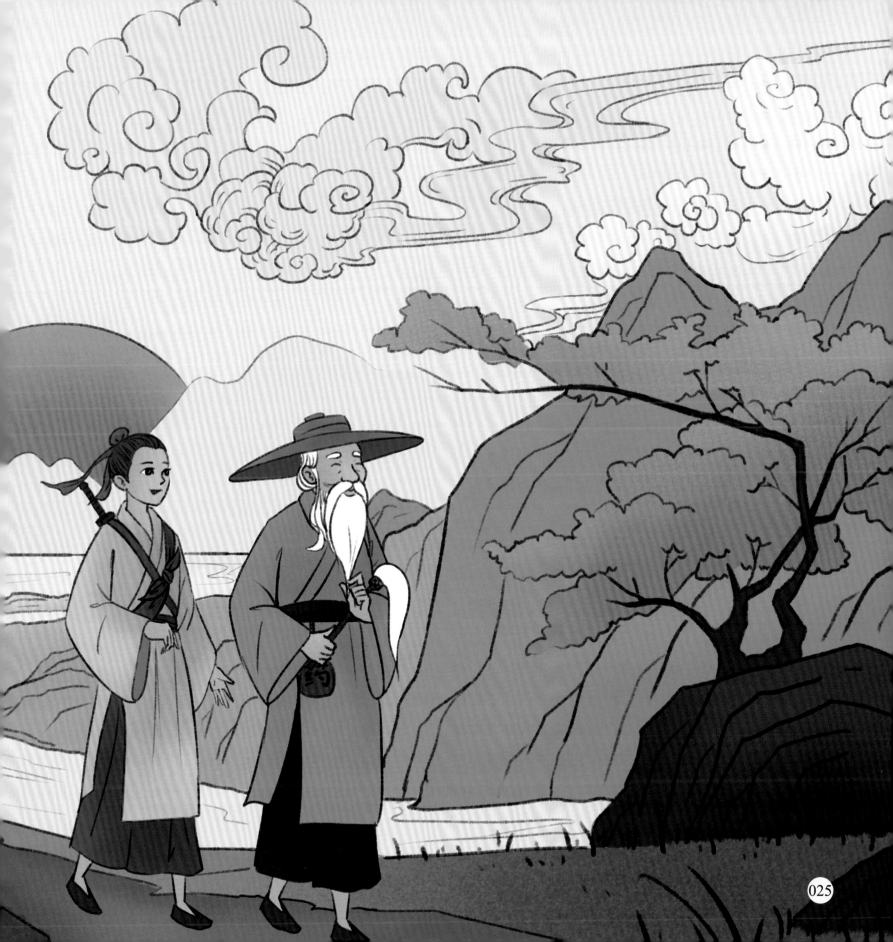

● 香囊：就是将芳香类中药研成药末，装在特制的布袋中，系于腰间，起到提神醒脑、防病保健作用。

Sachet: A sachet is made by grinding aromatic medicinal herbs into powder and filling it into specially designed cloth bags. It is worn around the waist and helps to refresh the mind, prevent illnesses, and promote health.

Саше: ароматическое традиционное китайское лекарство превращают в порошок, помещают в специальный тканевый мешочек и завязывают на талии, которое играет освежающую, успокаивающую, профилактическую и оздоровительную роль.

● 夜卧早起：春季晚上 10 ～ 11 点入睡，早晨 5 ～ 6 点起床。

Nightly rest and early rising: In spring, it is recommended to sleep at around 10:00-11:00 PM and wake up at 5:00-6:00 AM.

Рано ложится и рано вставать: Весной ложитесь в 10:00-11:00 вечера и вставайте в 5:00-6:00 утра.

- 立春：立春是二十四节气之首，意味着新的一个轮回已开启，乃万物起始、一切更生之义。立是"开始"之意；春代表着温暖、生长。春天是升发的季节，多吃些应季的嫩芽菜，如韭菜、豆芽等，可以养护好体内的升发之气。

Beginning of Spring: The beginning of spring is the first of the 24 solar terms, indicating that a new cycle has begun, which is the beginning of all things and the meaning of all rebirth. Standing means "beginning"; Spring represents warmth and growth. Spring is a season of upbearing and effusion. It is beneficial to consume seasonal tender vegetables such as leeks and bean sprouts to nourish the upbearing and effusion vitality within the body.

Начало весны:Начало весны — это первый сезон из двадцати четырех солнечных периодов, который означает, что запущен новый цикл, является началом всего сущего и все возвращается к жизни. Ли означает «начало»; Чунь (весна) означает тепло и рост. Весна — время ростков. Ешьте больше сезонных ростков, таких как лук душистый и ростки бобов, чтобы поддерживать энергию роста в организме.

● 雨水：雨水节气中，降雨逐渐增多，湿气也开始加重，气温乍暖还寒，忽冷忽热，所以需要春捂，防止因为过早脱衣而出现感冒、咳嗽等疾病。"春捂"的意思是不要着急脱掉厚衣服，这是因为初春乍暖还寒，昼夜温差比较大，过早地脱掉厚衣服，容易受寒生病。

Rain Water: During the rainy season, rainfall gradually increases and moisture begins to worsen. The temperature changes from warm to cold, from cold to hot, so it is necessary to cover in spring to prevent diseases such as colds and coughs caused by premature undressing. "Spring covering" means not hastily removing thick clothing. This is because the early spring is characterized by sudden warm and cold weather, with significant temperature differences between day and night. Removing thick clothing prematurely can easily lead to cold and illness.

Дождь: Во время дождливого солнечного периода количество осадков постепенно увеличивается и вместе с ним увеличивается влажность, а температура меняется с теплой на холодную, а затем с холодной на жаркую, поэтому весной нужно проявить осторожность и не нужно спешить менять сезонную одежду. Преждевременная смена сезонной одежды могут повлечь за собой простуду, кашель и другие заболевания.«Весенний покров» означает, не снимать теплую одежду в спешке. Это потому, что ранняя весна на первый взгляд теплая и прохладная, а разница температур между дневным и ночным отличаются. Если преждевременно снять теплую одежду, то может сделать вас восприимчивым к простуде и болезням

- 惊蛰：春雷乍动、雨水增多，蛰虫被惊醒，万物生机盎然。

Awakening from Hibernation: As thunderstorms occur and rainfall increases, hibernating insects are awakened, and all things on earth come to life.

Пробуждение насекомых: Внезапно грянет весенний гром, усиливается дождь, пробуждаются жалящие насекомые, и все сущее наполняется жизненной силой.

- 春分：昼夜平分，注重阴阳平衡规律，情志以舒畅肝气为主，可饮用玫瑰花茶、茉莉花茶来清火平肝。

Spring Equinox: Day and night are divided equally. It is important to balance the *yin* and *yang* energies. Maintaining a good liver function is beneficial, and drinking rose or jasmine tea can help cool and regulate the liver.

Весеннее равноденствие: День и ночь делятся поровну, соблюдая закон баланса инь и ян, и настроение в основном направлено на то, чтобы успокоить печень. Поэтому рекомендуется пить чай с розой и жасмином, чтобы очистить огонь и успокоить печень .

- 清明：清明养生以"柔肝"为主，饮食应当以温润、清补为主，多食山药、大枣等甘温补脾之物。

Fresh Green: The focus of health maintenance during this time is to "soften the liver". The diet should mainly consist of warm and nourishing foods, such as Chinese yam and jujubes, which can tonify and harmonize the spleen.

Ясные дни: В такие дни главное забота о здоровье и забота о "размягчении печени". Диета должна основываться на тепле, влажной и питательной питании. Следует есть больше сладких и теплых продуктов, таких как ямс китайский и финики, чтобы питать селезенку.

夏季篇——太虚门

Summer Part - Gate of Ultimate Emptiness

Летняя глава - Тайсю

太虚门坐落在火凤江江心岛上，火凤江水卷起雪白的巨浪，冲刷着岸边的岩石，江风一阵阵吹过，吹起一片蒙蒙的水雾。

窦春胡和东方济世师徒二人离开药王谷后，经过长途跋涉，终于来到太虚门所在地，二人准备登船上岛。

The Gate of Ultimate Emptiness sits an island in the center of Huofeng River. The rushing waters churned up snow-white giant waves, washing against the rocks on the riverbank. The river breeze blew intermittently, creating a misty veil over the water.

After leaving the Valley of Divine Medicines, Dou Chunhu and Dongfang Jishi, the master and the disciple, embarked on a long journey and finally arrived at the location of the Gate of Ultimate Emptiness, preparing to board a boat and setting foot on the island.

Тайсю расположен на острове посреди реки Хуофэн. Вода реки Хуофэн вздымает огромные белоснежные волны, омывает прибрежные скалы. А речной ветер дует порывами, нагоняя туманную дымку.

После того, как Доу Чунху и Дунфан Цзиши покинули Яован, после долгого путешествия они, наконец, прибыли к воротам Тайсю. Они собирались сесть на лодку и отправиться на остров.

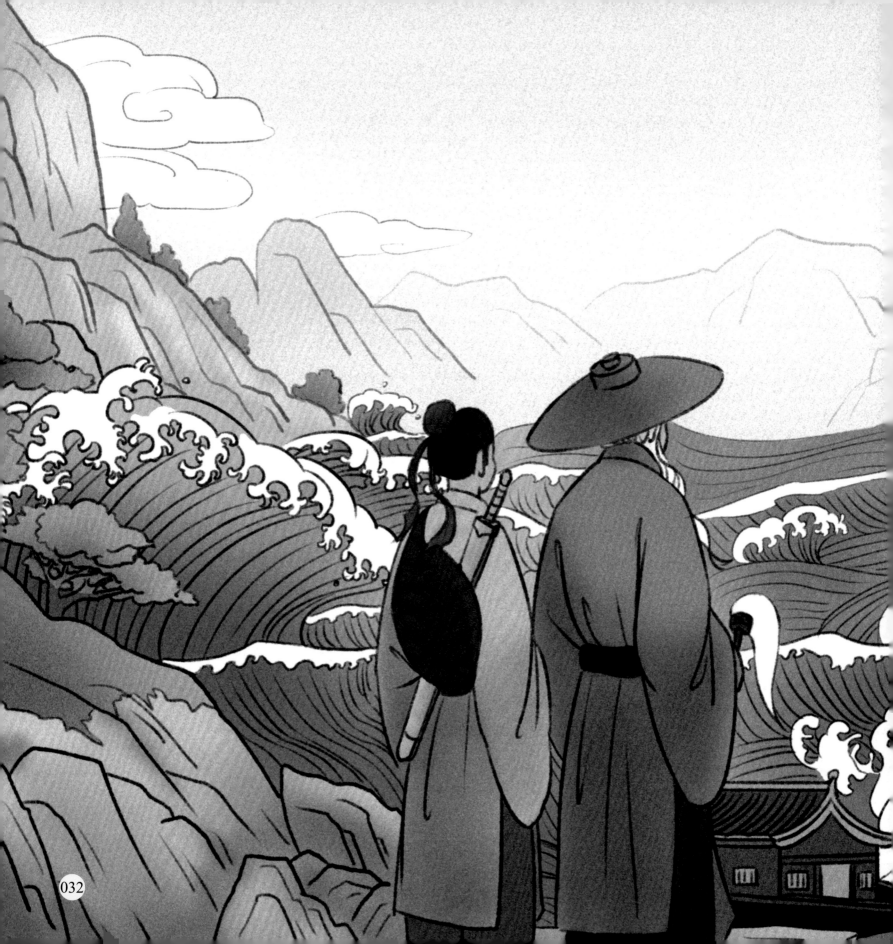

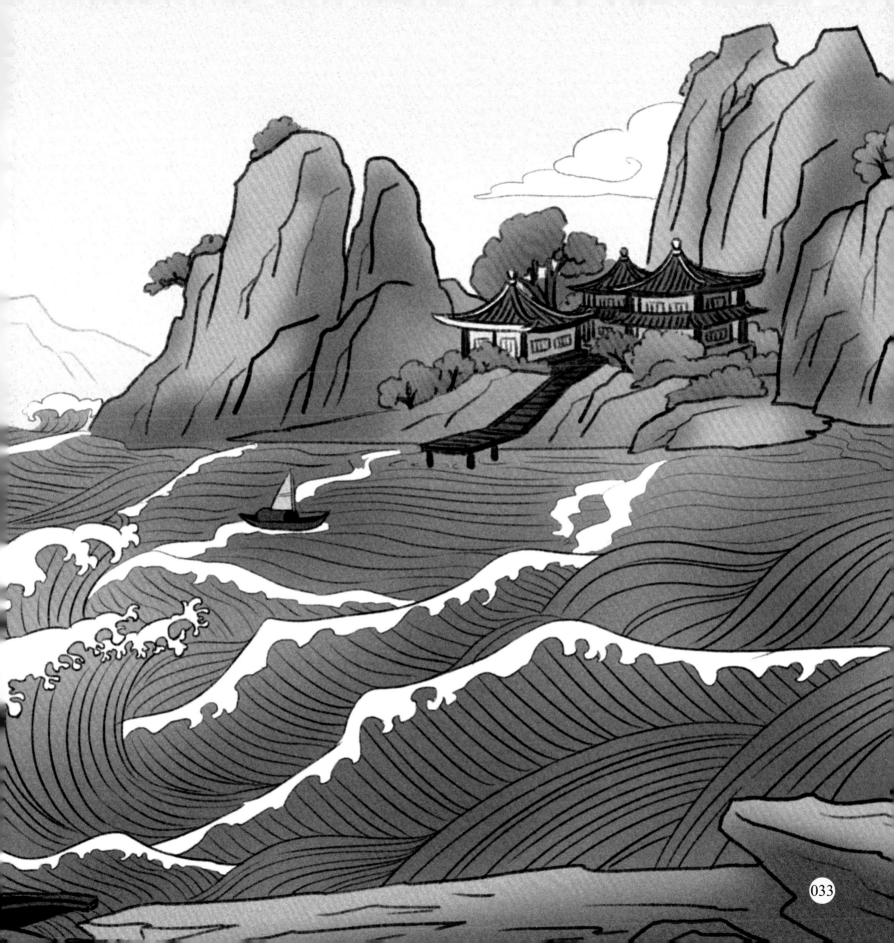

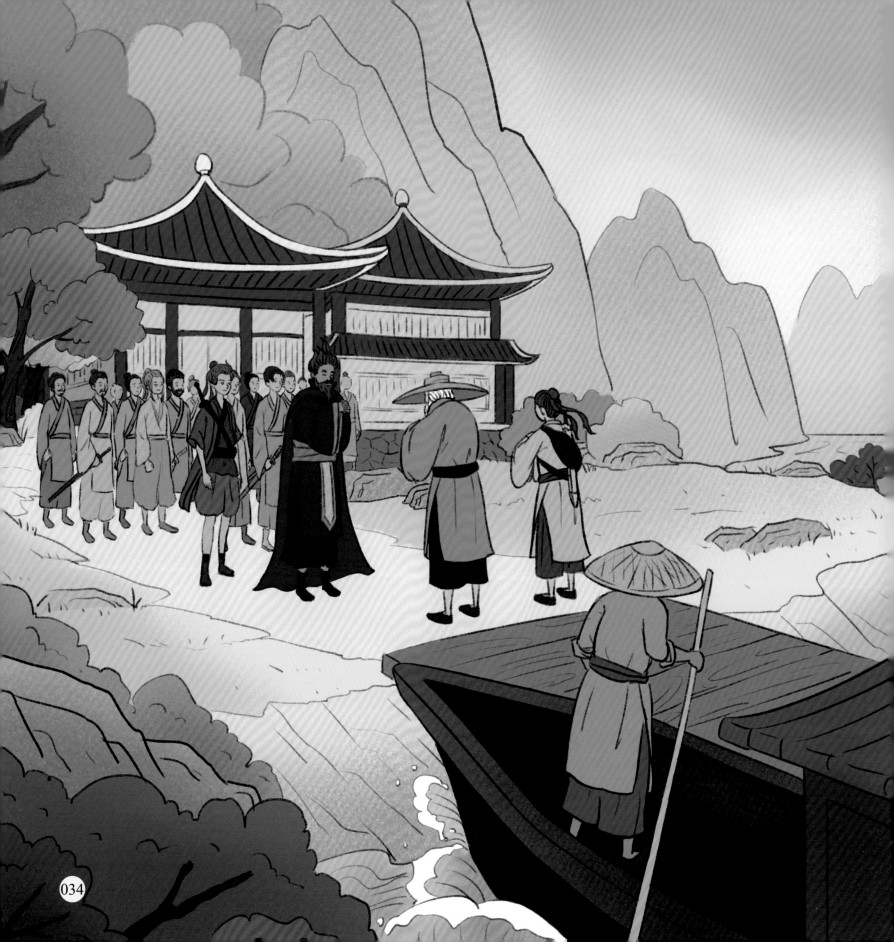

大船靠岸，两人从船上下来，夏无天马上拱手说道："窦谷主大驾光临，我太虚门蓬荜生辉呀。"窦春胡也带笑拱手："夏门主客气了，小老儿带弟子前来打扰。"

夏无天说："客气、客气，窦谷主请。"

窦春胡也说："夏门主请。"

As the large boat approached the shore, the two disembarked. Xia Wutian immediately bowed and said, "Master Dou, we are greatly honored by your esteemed presence."

Dou Chunhu also smiled and bowed, reciprocating the gesture, "Master Xia, I'm flattered and apologize for the sudden visit."

Xia Wutian replied, "No need for formalities, Master Dou, please." Dou Chunhu also responded, "After you, Master Xia."

Лодка причалила, и они вдвоем сошли с него. Сяу Тянь немедленно подал руку и сказал: «Мастер Доу здесь. Для меня большая честь, приветствовать Вас возле ворот Тайсю»

Доу Чуньху тоже улыбнулся и протянул руку: «Мастер Ся очень гостеприимный. Маленький старичок привел своего ученика, чтобы побеспокоить тебя.»

Сяу Тянь сказал: «Пожалуйста, мастер Доу Гу, пожалуйста».

Доу Чуньху: «Мастер Ся, очень любезен».

窦春胡说："夏门主，我此次前来的目的您应该知道了吧。"

夏无天回复说："知道了，窦谷主向三大门派下了战书，派您的爱徒东方济世挑战其他三派。赢了三派，剑谱给你，输了，把你们的青阳剑谱拱手相让。我这人直来直去，今日想好好休息，明日练武场叫小徒张夏领教贵徒的高招。"

Dou Chunhu said, "Master Xia, you should already know the purpose of our visit."

Xia Wutian replied, "Yes. I know you have sent a challenge to the three major sects, and your disciple, Dongfang Jishi, will challenge them. If you win, we'll hand over our sword manuals to you. If you lose, you'll hand over your Qingyang Sword Manual. I'm straightforward by nature, and I plan on resting today. Tomorrow, in the martial arts arena, my disciple Zhang Xia will take the challenge and see what your disciple has got."

Доу Чуньху сказал: «Мастер Ся, скорее догадываетесь, почему я пришел сюда».

Сяу Тянь ответил: «Я вижу, мастер Доу бросил вызов трем великим кланам и послал своего ученика Дунфан Цзиши, чтобы бросить вызов трем другим. Если выиграете все три клана,отдадим книгу владения меча трех кланов, если вы проиграете я заберу вашу книгу владения меча Цинъян. Я прямолинейный, и хочу сегодня хорошенько отдохнуть. А завтра на арене боевых искусств мой ученик Чжан Ся примет вызов и посмотрит, на что способен ваш ученик.»

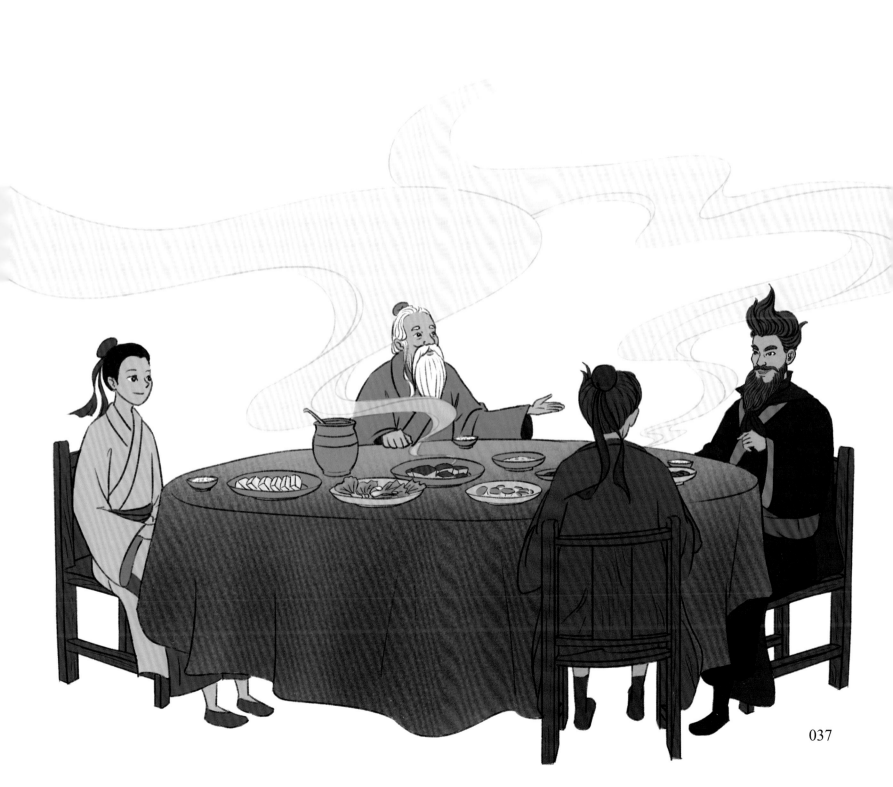

晚饭时，东方济世看到饭菜与药王谷不太一样。

窦春胡说："太虚门所在地常年处于夏季，夏季属火，火气通于心，所以夏季与心气相通。因此，立夏养生以养心为主。"

"饮食一宜淡，多食蔬果和粗粮；二宜酸，多食酸甘之品；三宜暖，少吃生冷之物。"

During dinner, Dongfang Jishi noticed that the food was different from what they had in their valley.

Dou Chunhu said, "People here reside in a region with a predominant summer climate. In the summer, which is associated with the element of fire, the energy of fire is connected to the heart. Therefore, in summer health preservation, the focus is on nourishing the heart."

"The diet should be light, with an emphasis on consuming vegetables, fruits, and coarse grains. It is also advisable to consume sour and slightly warm foods, while minimizing the intake of raw and cold foods."

За ужином Дунфан Цзиши увидел, что еда отличается от еды в долине Яован.

Доу Чуньху сказал: «В Тайсю круглый год лето. Лето принадлежит огню, и энергия огня течет через сердце, поэтому лето связано с энергией сердца. В связи с этим, в начале лета нужно сосредоточить внимание на питании сердца» .

Во-первых, диета должна быть пресной, содержать большое количество фруктов, овощей и грубые зерновые продукты; во-вторых, больше принимать сладкой и кислой пищи; третье, пища должна быть теплой, и нужно меньше принимать сырой и холодной пищи.»

东方济世说："徒儿明白，不知师父对朱律剑了解多少。"

"朱律剑也分六式，分别是立夏、小满、芒种、夏至、小暑、大暑。"窦春胡回答道。

Dongfang Jishi responded, "Understood. I wonder how much master knows about the Zhulv Sword?"

"The Zhulv Sword primarily consists of six stages: Beginning of Summer, Lesser Fullness, Grain in Ear, Summer Solstice, Lesser Heat, Greater Heat," Dou Chunhu replied.

Дунфан Цзиши сказал: «Ученик усвоил урок. Насколько мастер осведомлен о мече Чжу Люй» .

«Чжу Люй также разделен на шесть основных испытаний: начало лета, сяо мань, сезон Манчжун, летнее солнцестояние, малая жара, большая жара»-ответил Доу Чуньху.

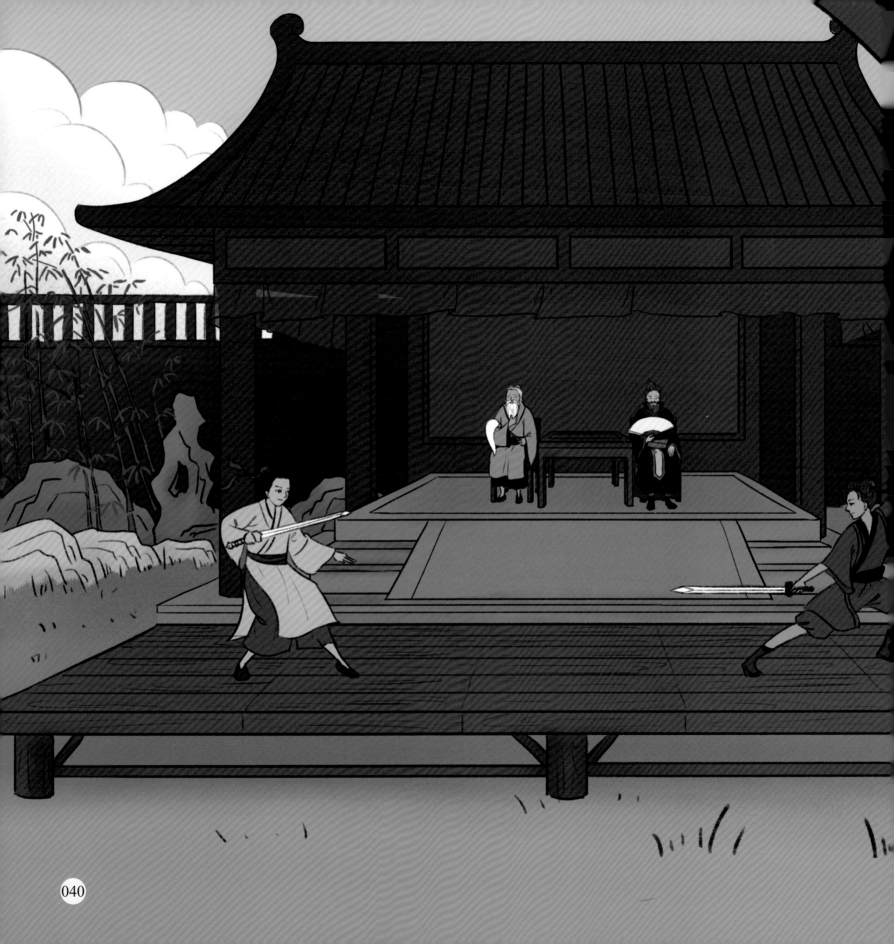

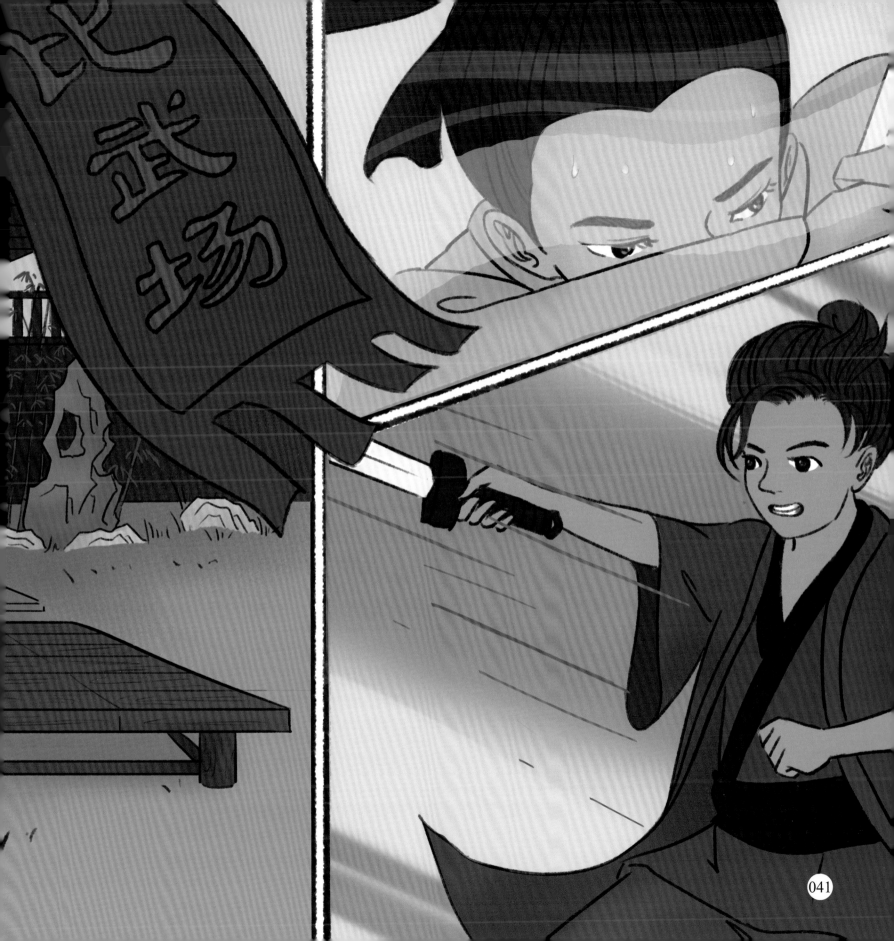

第二天，练武场，夏无天、窦春胡在高台就座，东方济世、张夏两个少年持宝剑在练武场比试。东方济世的剑招平和，像细雨一样滋润万物，而张夏大开大合火力十足。突然间，张夏使了一招夏至。

The next day, at the martial arts arena, Xia Wutian and Dou Chunhu took their seats on a raised platform. Dongfang Jishi and Zhang Xia, two young disciples, wielded their precious swords and engaged in combat. Dongfang Jishi's sword moves were gentle and nurturing, like a light rain that nourishes all things, while Zhang Xia unleashed powerful and fierce attacks. Suddenly, Zhang Xia executed a move called "Summer Solstice."

На второй день, на арене для поединка, Сяу Тянь и Доу Чуньху заняли свои места на высокой платформе, а Дунфан Цзиши и Чжан Ся, сражались на тренировочной площадке по боевым искусствам на мечах. Движения меча Дунфан Цзиши умиротворенное и увлажняет все вокруг, как мелкий дождь, а Чжан Ся полон огневой мощи. Внезапно Чжан Ся использовал приём под названием «Летнее солнцестояние».

"看来夏门主对张夏十分看重，几乎倾囊相授呀。"

"是，这小子夏至使得不错。"

比武场上两位少年已经打了七十多回合，不分上下。突然张夏使出绝招"大暑"，东方济世感觉四周炎热起来，剑气带着热浪袭来。

It seems that Xia Wutian highly values Zhang Xia, imparting his knowledge and skills to him generously.

Zhang Xia's execution of this move is quite impressive.

In the arena, the two young fighters had already engaged in over seventy rounds, with no clear winner yet. Suddenly, Zhang Xia unleashed his ultimate move "Greater Heat". Dongfang Jishi could feel the surrounding heat intensifying as waves of fiery momentum accompanied the sword's strike.

«Похоже, что мастер Ся придает большое значение Чжан Ся и почти всему его учит.»

«Да, этот парень хорошо владеет «Летним солнцестоянием».»

Двое молодых людей сражались на протяжении более семидесяти раундов, и их шансы были равны. Внезапно Чжан Ся применил свой особый прием «Большой жар», и Дунфан Цзиши почувствовал, что вокруг становится все жарче, и энергия меча ударила волной жара.

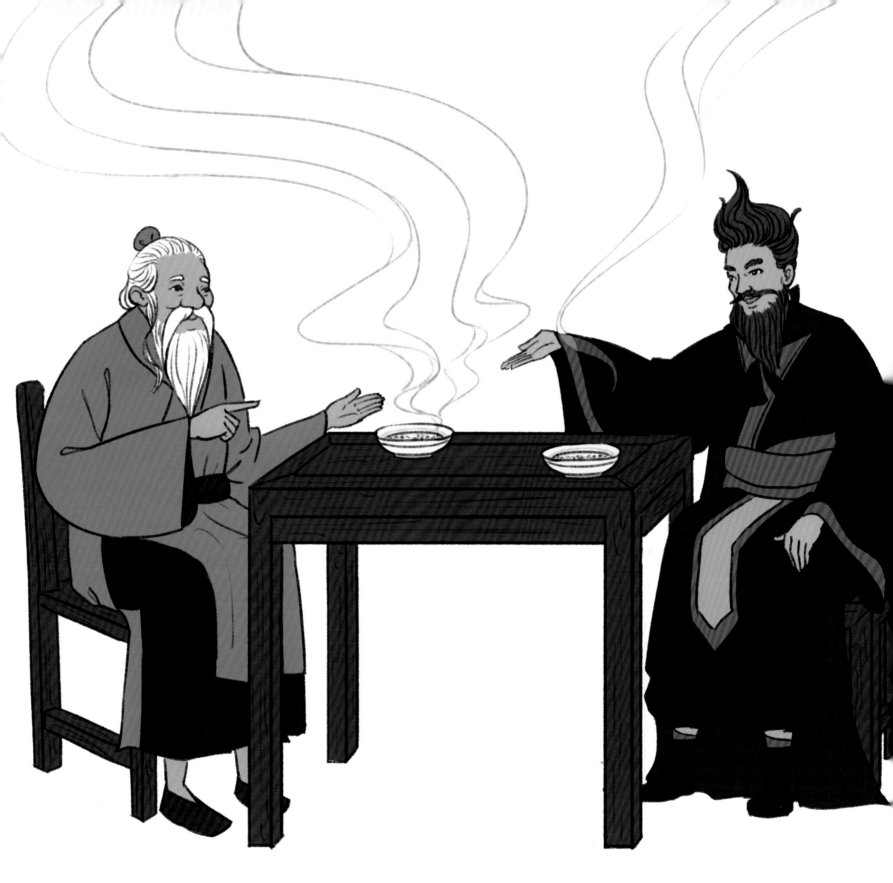

高台上，夏无天指着桌上绿色的汤水："夏至后，雨季到来，出现潮湿和暑热的天气，易伤害脾胃。因此，饮食上不宜多吃寒凉的食物。此乃绿豆汤，具有清热解暑、泻火解毒的作用，请窦谷主品鉴。"

窦春胡客气回复："夏门主请。"

Xia Wutian pointed to the green soup on the table and said, "After the Summer Solstice, the rainy season arrives, bringing dampness and sweltering weather that can harm the spleen and stomach. Therefore, it is advisable to avoid consuming too many cold foods. This is mung bean soup, which has the effect of clearing heat, relieving summer heat, and detoxifying the body. Have a taste, Master Dou."

Dou Chunhu replied, "Please, Master Xia."

Сяу Тянь указал на зеленый суп на столе: «После летнего солнцестояния наступает сезон дождей, а влажная и жаркая погода может легко навредить селезенке и желудку. Поэтому не рекомендуется включать в рацион холодной пищи. Это суп из маша, который обладает эффектом очищения от жара, разгоняет огонь и выводит токсины. Пожалуйста, попробуйте его мастер Доу.»

Доу Чунху вежливо ответил: «Спасибо, Мастер Ся.»

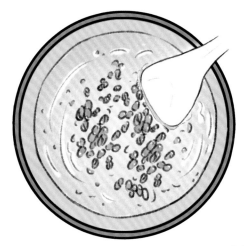

窦春胡点评说："刚才张夏那招大暑，招式狠辣但意境不足。如果我没有猜错，大暑这招应该是在太虚门最炎热的时候悟到的吧。"

夏无天："正是，窦谷主有何见解。"

Dou Chunhu commented, "The move 'Greater Heat' Zhang Xia executed just now was fierce in technique but lacked artistic feel. If I'm not mistaken, this move must have been inspired during the hottest time in this place."

Xia Wutian responded, "Exactly. Master Dou, what are your insights?"

Доу Чуньху прокомментировал: «Чжан Ся только что использовал метод «Большой жар». Его движения прекрасны, но его концепция недостаточна. Если я не ошибаюсь, большой жар должно было постигнута, когда у ворот Тайсю было самое жаркое время.»

Ся Вутянь: «Вы правы. Есть ли идеи, мастер Доу?»

窦春胡说："大暑是一年中日照最猛烈、最炎热的时候。人体阳气浮散于表，容易出现汗出、头晕、心慌等症状，此时应注意防止中暑。"

Dou Chunhu replied, "Greater Heat is the time of year with the most intense and scorching sunlight. The body's *yang* energy disperses on the surface, making one susceptible to symptoms such as sweating, dizziness, and palpitations. It is important to take precautions to prevent heatstroke."

Доу Чунху сказал: «Большой жар - самое бурное и жаркое время года. Энергия Ян плавает в теле и рассеивается на поверхности, и оно склонно к потливости, головокружению, панике и другим симптомам. В это время следует соблюдать осторожность, чтобы предотвратить тепловой удар.»

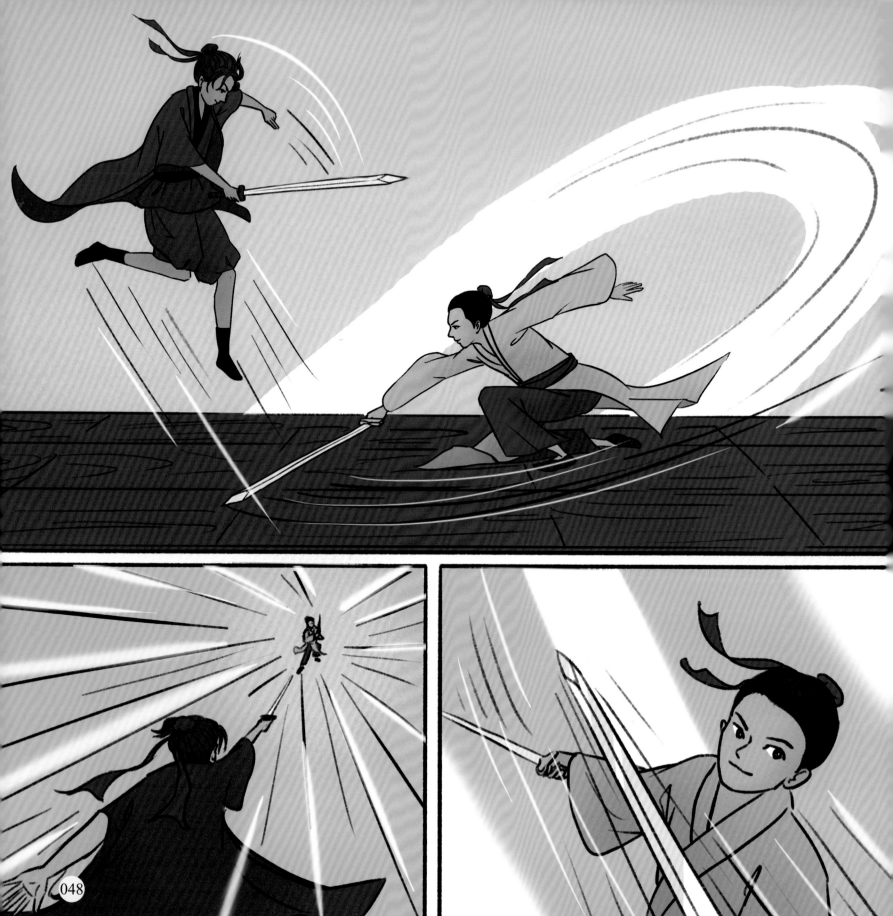

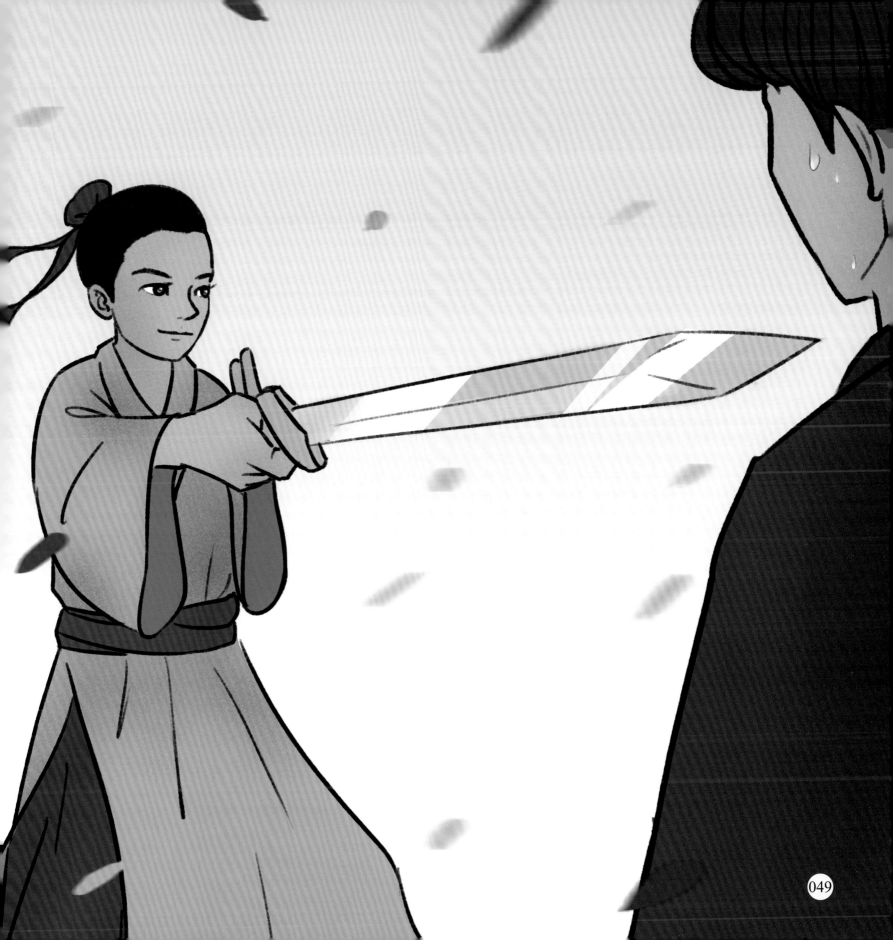

面对张夏的大暑，东方济世使出了谷雨，轻松化解，张夏的剑招突然涣散，东方济世抓住机会一剑顶到张夏的喉咙。四周响起掌声，东方济世赢了。

Facing Zhang Xia's "Greater Heat" move, Dongfang Jishi countered with the move "Grain Rain", effortlessly neutralizing Zhang Xia's swordplay. Suddenly, Zhang Xia's moves became scattered, and Dongfang Jishi seized the opportunity by thrusting his sword to Zhang Xia's throat. Applause echoed throughout the surroundings as Dongfang Jishi emerged victorious.

Столкнувшись с сильным жаром Чжан Ся, Дунфан Цзиши использовал метод «Хлебные дожди», что легко разрешило движения меча Чжан Ся. Дунфан Цзиши воспользовался возможностью и направил свой меч к горлу Чжан Ся. Вокруг раздались аплодисменты, Дунфан Цзиши победил.

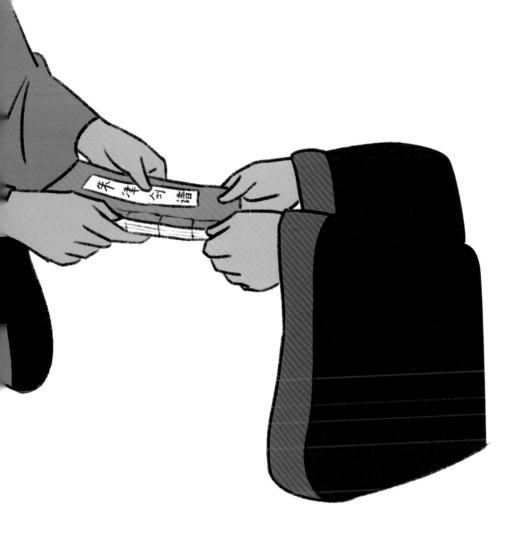

夏无天拿出朱律剑谱："我也不废话，剑谱拿去，恕夏某人不远送了。"

窦春胡拿着剑谱道："多谢夏谷主割爱。"

Xia Wutian presented the Zhulv Sword Manual and said, "No more words. Take this manual. Please forgive me for not seeing you off, Master Xia."

Dou Chunhu accepted the manual and replied, "Thank you, Master Xia, for your generosity."

Сяу Тянь передал книгу владения меча Чжу Люй и сказал: «Я не буду многословить. Возьмите книгу. Прошу прощения, что не смогу проводить вас».

Доу Чуньху взял книгу и сказал: «Благодарю, господин Ся».

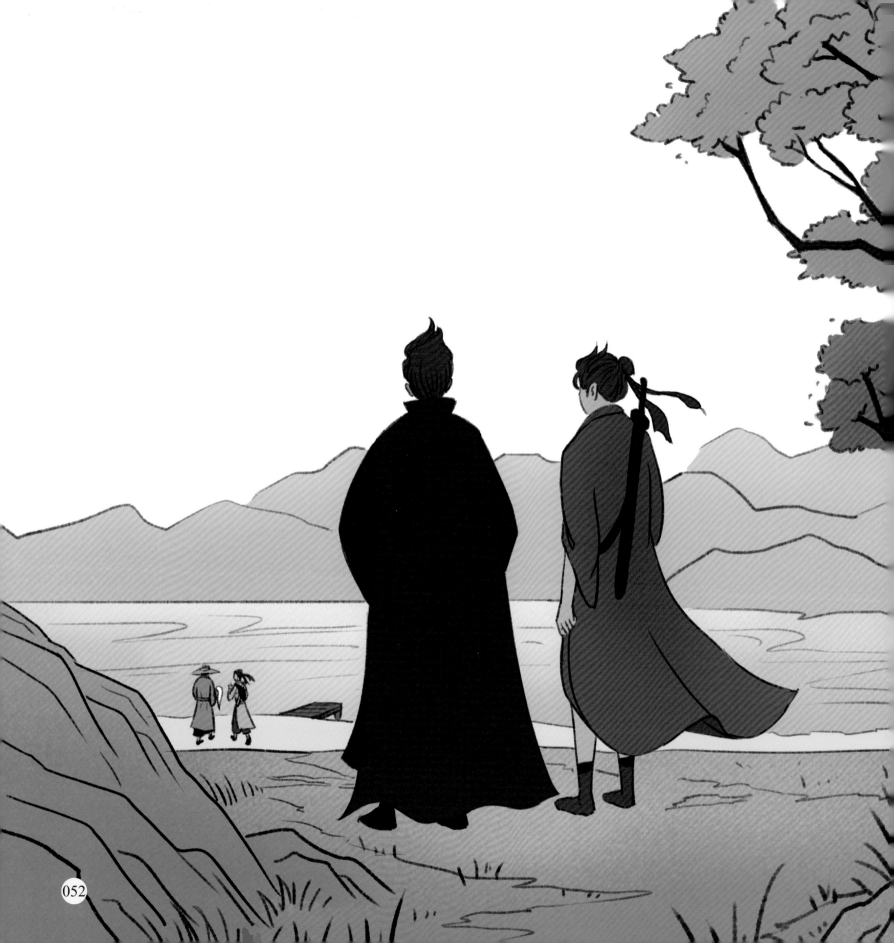

望着二人离开的背影，夏无天说："小看窦老儿了，他根据四大门派生活的环境和季节，加上对人体的了解，已经总结出四季剑的规律了，现在只是来证明罢了。"

张夏惊讶道："这么厉害。"

夏无天又说："看来药王谷在武林大会上要技压群雄了。"

Watching the departing figures of the two, Xia Wutian said, "I underestimated Dou. He has already deduced the rules of the Four Seasons Swordsmanship based on the living environment and seasons of all the four sects, combined with his understanding of the human body. He just came here to demonstrate it."

Zhang Xia exclaimed in astonishment, "That's impressive."

Xia Wutian continued, "It seems that the Valley of Divine Medicines will overshadow the martial arts assembly."

Глядя вслед уходящим двоим, Сяу Тянь сказал: «Я недооценил старика Доу. Основываясь на окружающей среде и временах года четырех сезонов, а также на его понимании человеческого тела, он уже суммировал законы четырех сезонов. Он просто пришел, чтобы доказать это.»

Чжан Ся был удивлен: «Такой могущественный.»

Сяу Тянь снова сказал: «Похоже, долина Яован собирается сокрушить всех на соревновании по боевым искусствам.»

- 立夏：夏季气温升高，心阳在夏季最为旺盛，人容易烦躁不安，乱发脾气。因此，立夏养生以养心为主。

Beginning of Summer: As the temperature rises in summer, the heart's *yang* energy reaches its peak, making people easily irritable and agitated. Therefore, in summer health preservation, the focus is on nourishing the heart.

Начало лета: летом температура повышается, а сердечный Ян наиболее активен летом. Люди склонны к раздражительности и легко выходят из себя. Поэтому нужно обратить большое внимание на сохранение здоровья и есть пищи полезные для сердца.

- 小满：小满时节，气温明显升高，天气炎热，心阳旺盛，宜吃性寒凉、味酸的食物。

Lesser Fullness: During this period, the temperature noticeably rises, and the weather is hot. The heart's *yang* energy is abundant, so it is advisable to consume cold and sour foods.

Сяо Мань: В сезон Сяо Мань температура значительно повышается, погода жаркая и идет сильное напряжение на сердце Ян. Желательно есть продукты, которые холодны по своей природе и кислы на вкус.

- 芒种：芒种时节，蚊子增多，将艾草放于室内或用艾叶煮水洗澡可驱蚊。

Grain in Ear: As mosquitoes become more prevalent during this season, placing mugwort inside the house or using mugwort leaves for bathing can repel mosquitoes.

Сезон Манчжун: В сезон Манчжун комаров становится больше. Помещение полыни в помещении или кипячение листьев полыни в ванне может отпугнуть комаров.

- 小暑：小暑气温升高，人们的食欲下降，饮食宜清淡，可多吃些含有优质蛋白质的食物，补充能量。

Lesser Heat: The temperature rises during this time and people experience a decreased appetite. It is recommended to have a light and mild diet, with a focus on consuming high-quality protein to replenish energy.

Малая жара: По мере повышения температуры во время небольшой жары у людей снижается аппетит. Следует придерживаться легкой диеты. Ешьте больше высококачественной белковой пищи для восполнения энергии.

- 三伏贴：一种传统的中医贴敷方法，在每年夏天的三伏天进行贴敷，用于调理和保护人体在炎热季节的健康。

Sanfutie (Sanfu Medical Patch): This traditional Chinese medicine method involves applying medicinal patches during the three Ten-Day Periods of Heat in summer. This practice aims to regulate and protect the human body during the hot season.

Пластырь для трех декады максимальной летней жары футянь: Метод наложения пластыря традиционной китайской медицины, который применяется в течение трех футянь, оно используется для регулирования и защиты здоровья человеческого организма в жаркое время года.

秋季篇——八荒派

Autumn Part - Sect of Eight Wildernesses

Осенняя глава — клан Бахуан

师徒二人离开太虚门前往八荒派所在地，八荒派在一片深林之中。秋天，叶子由绿变黄，秋风吹来，飘飘悠悠，打着旋儿飞落，像一只只蝴蝶儿在林荫道飞舞，给二人增添了不少乐趣。

The master and disciple set out from the Gate of Ultimate Emptiness to the Sect of Eight Wildernesses, which was nestled deep within a dense forest. In autumn, the leaves had turned from vibrant green to golden hues. With the autumn breeze gently rustling through the trees, they twirled and floated gracefully, resembling a swarm of butterflies dancing along the shaded path, adding a touch of delight to the two's journey.

Мастер и ученик покинули клан Тайсю и направились в клан Бахуан, который расположен в глухом лесу. Осенью листья меняют цвет с зеленого на желтый, и дует осенний ветер, порхая и кружась, словно летающие по аллее бабочки, что доставляет им двоим массу удовольствия.

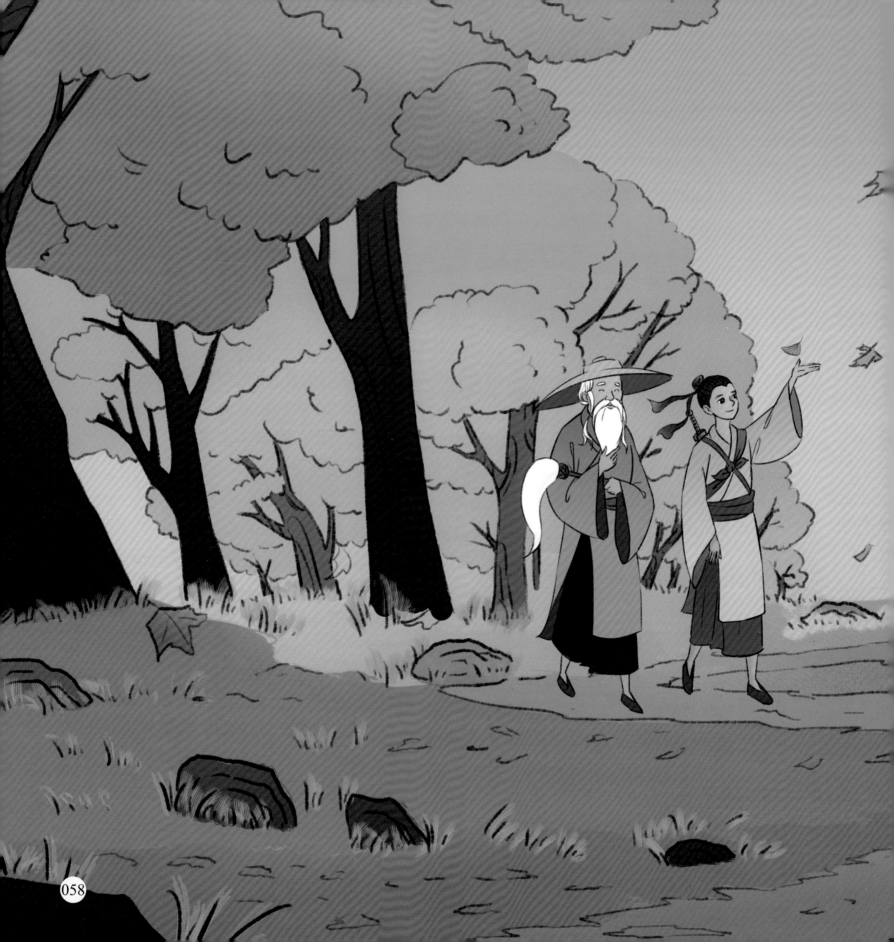

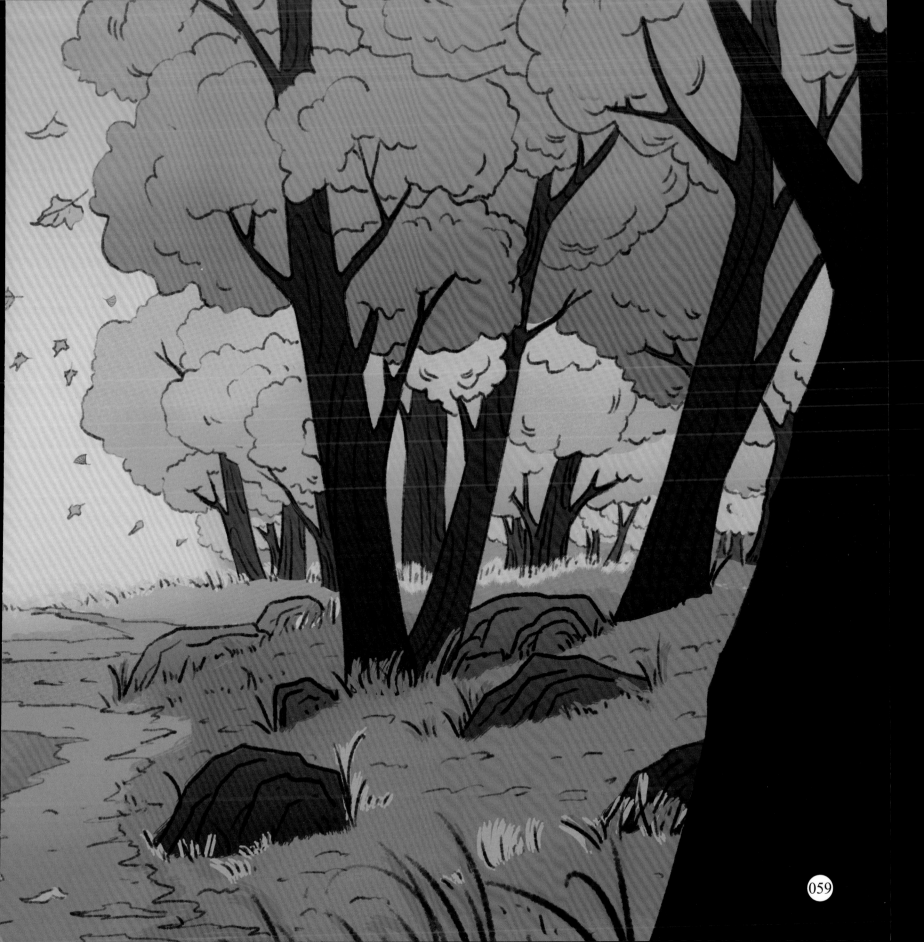

东方济世问师父："八荒派用的什么剑诀呀？"

窦春胡说："秋剑，又叫白藏剑，分为立秋、处暑、白露、秋分、寒露、霜降六式。"

Jishi asked his master, "What technique does the Sect of Eight Wildernesses use?"

Dou Chunhu replied, "They employ the Autumn Sword, also known as the Baicang Sword, which is divided into six forms: Beginning of Autumn, End of Heat, White Dew, Autumn Equinox, Cold Dew, and First Frost."

Цзиши спросил у Мастера: «Каким мечом пользуются клан Бахуан?»

Доу Чуньху ответил: «Осенний меч также называют мечом Байцзан. Он делится на шесть: начало осени, конец жары, осенняя роса, осеннее равноденствие, холодная роса и выпадение инея.»

窦春胡继续说：“这里的人作息上喜欢早卧早起，饮食上以养肺为主，多食润燥养阴之物。初秋，暑热未尽，凉风时至，天气变化无常。”

东方济世说：“这里比药王谷要冷，可这里的人穿的和咱药王谷差不多。”

窦春胡笑道：“他们是为了适应即将到来的冬天，秋天要冻。”

Dou continued, "The people here have a preference for early rest and early rising in their daily routines. Their dietary choices prioritize lung health, mostly foods that nourish *yin* and moisten dryness. In early autumn, as the summer heat lingers and cool winds begin to blow, the weather becomes quite unpredictable."

Dongfang Jishi remarked, "But their attire seems similar to what we wear in the Valley of Divine Medicines."

Dou Chunhu chuckled and replied, "Since they are preparing themselves for the arrival of winter, they choose to endure a bit of cold during autumn."

Доу Чуньху продолжил: «Здешние рано ложатся и рано встают. В основном нужно питаться тем, что питает легкие. Есть больше продуктов, которые увлажняют сухость и питают Инь. Ранней осенью летняя жара еще не спала и дует прохладный ветерок. И погода переменчива.»

Дунфан Цзиши сказал: «Но люди здесь носят ту же одежду, что и в нашей в долине Яован.»

Доу Чунху улыбнулся и сказал: «Чтобы приспособиться к приходу зимы, они должны осенью привыкнуть к холоду.»

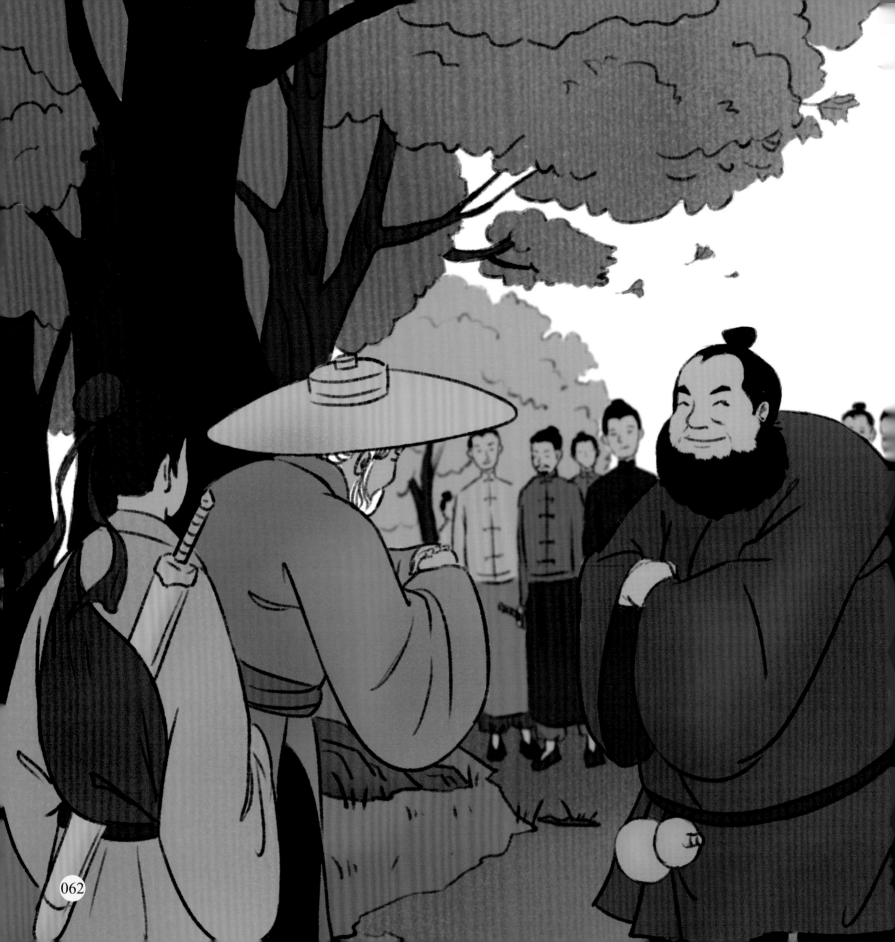

师徒二人正欲往深处走去，突然听到一声爽朗的大笑："哈哈，窦谷主大驾光临，我旦秋实有失远迎了。"说着，从远处来一群人，为首的是个大胖子，穿着深棕色的裤褂、深棕色的大氅，从远处看像个大丸子。

The master and disciple were about to venture further into the forest when suddenly, they heard a hearty burst of laughter. "Haha, Master Dou, what an honor to have your visit! I regret not welcoming you sooner," said Dan Qiushi, a portly man dressed in deep brown trousers and a large brown cloak leading a group of people. From a distance, he looked like a walking meatball.

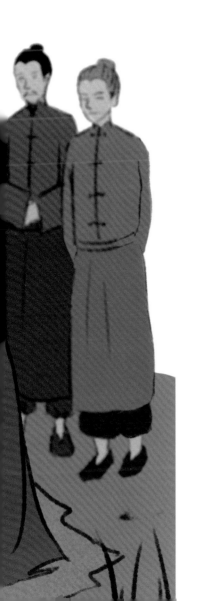

Мастер и ученик заходили в глубь леса, как вдруг услышали смех: «Ха – ха! Добро пожаловать, мастер Доу. Я Дань Цюши, извини, что не вышел встретиться с тобой». Пока он говорил, издалека подошла группа людей . Лидером был крупный толстый мужчина в темно-коричневых брюках и плаще. Издалека он выглядел как большой шарик.

旦秋实说："实不相瞒，我派最近有一些棘手之事，恐怕不能履行四派之约了。"

Dan Qiushi said, "To be honest, our sect is currently dealing with some challenging matters, and I'm afraid we may not bc able to uphold the agreement between the four sects."

Дань Цюши сказал: «По правде говоря, в последнее время у моего клана были некоторые трудности, и я боюсь, что не смогу выполнить соглашение четырех фракций.»

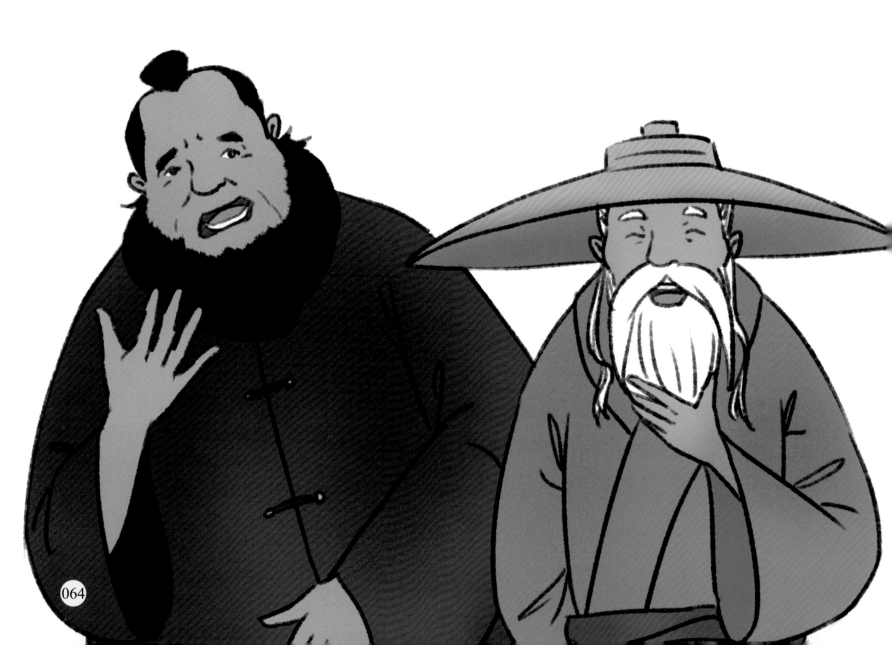

窦春胡说："不知何事叫旦宗主如此费心，可否告知。"

旦秋实叹气说："时节快到秋中，我派许多弟子产生悲伤消沉情绪，还伴有呕吐、腹痛、腹泻等症状。如若能解了这燃眉之急，旦某人愿把白藏剑诀双手奉上。"

Dou Chunhu inquired, "I wonder what troubles Master Dan. Could you share some details?"

Dan sighed and replied, "As mid-autumn approaches, many of our disciples have been struggling with feelings of sadness and melancholy, accompanied by symptoms such as vomiting, abdominal pain, and diarrhea. If you could address this urgent issue, I would gladly offer the Baicang Sword technique to you."

Доу Чун спросил: «Я не знаю, что заставило Дань Цюши так сильно беспокоиться, ты можешь мне рассказать причину?»

Дань Цюши вздохнул и сказал: «Когда сезон приближается к середине осени, многие из моих учеников чувствуют грусть и депрессию, сопровождаемую такими симптомами, как рвота, боль в животе и диарея. Если кто-то решит эту острую проблему, тоготов обеими руками передать книгу владения меча Байцзан.»

窦春胡说："我这有个法子可以试试。一是秋中时节气温下降，冷空气侵犯胃肠，容易导致肠胃道疾病，可用搓腹法保养肠胃；二是秋季对应的五脏是肺，养生以养肺为主，从运动、饮食、情绪和起居4方面进行养护，可事半功倍。"

Dou Chunhu proposed, "I have an idea. First, during mid-autumn, as temperatures drop, the cold air can affect the stomach and intestines, potentially leading to gastrointestinal issues. We can use abdominal massage to nurture the digestive system. Second, in autumn, the corresponding organ is the lung, so health preservation should prioritize lung care. This can be achieved through exercise, dietary adjustments, emotional balance, and proper daily routines. It can yield remarkable results."

Доу Чуньху сказал: «Я могу вам помочь. Во-первых, в середине осени температура падает, и холодный воздух проникает в желудочно-кишечный тракт, что легко может привести к желудочно-кишечным заболеваниям. Для защиты желудочно-кишечного тракта можно использовать растирание живота; во-вторых, осенью легкие более уязвимые. Нужно фокусировать питание легких и заботится с четырех сторон. Заниматься физическими упражнениями, обратить внимание на питание, настроения и образ жизни, таким образом, дела — вполовину, успеха — вдвое.»

"竟如此简单？"旦秋实质疑地问。

"旦宗主一试便知。"

"That's it?" Dan Qiushi doubted.

Master Dou replied, "Have a shot and you will see."

«Так просто?», — спросил Дэн Цюши.

«Мастер Дань узнает это, когда он попробует».

搓腹法：

Abdominal massage technique:

Способ растирания живота:

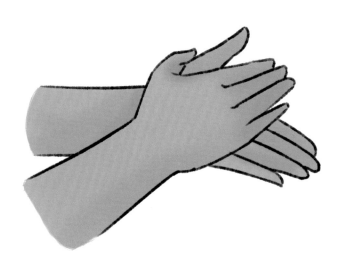

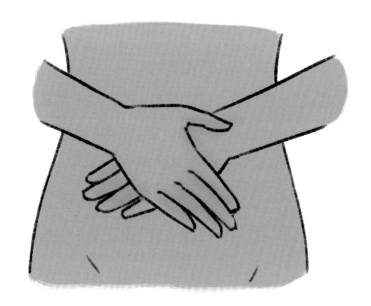

- 每晚睡前将双手搓热；

  Rub both hands together to warm them before bedtime;

  Каждый вечер перед сном растираем ладони друг о друга;

- 左手手心放在肚脐上，右手放在左手手背上；

  Place the palm of your lefthand on your navel and your right hand on the back of your lefthand;

  Положите согретый ладонь левой руки на пупок, а правую - на тыльную сторону левой ладони;

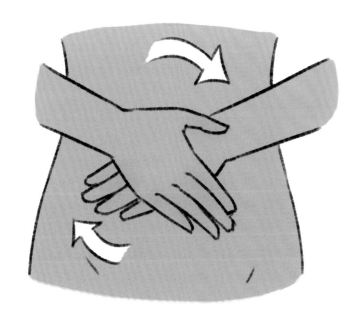

- 长期坚持不仅可以有效缓解腹部受寒引起的不适，还可以调理脾胃，预防腹泻、便秘。

Consistent practice not only alleviates discomfort caused by abdominal chill but also regulates digestion, preventing diarrhea and constipation.

Длительное применение может не только эффективно облегчить дискомфорт, вызванный холодом в животе, но и регулировать работу селезенки и желудка, предотвращая диарею и запор.

窦春胡继续道："深秋要重视食补，多吃健脾养阴润燥的食物。秋天是丰收的季节，食材丰富，'贴秋膘'是大家比较公认的习俗，这个时节适当的增加营养，储备脂肪，以抵御冬季的严寒。"

Dou continued, "In late autumn, it's essential to nourish the body through diet. Consuming foods that strengthen the spleen, nourish *yin*, and moisturize dryness will help. Autumn is a season of abundance with a wide variety of ingredients available, and the tradition of 'putting on autumn fat' is widely recognized. During this time, increasing nutrition and storing fat can help withstand the harsh winter."

Доу Чуньху продолжил: «Поздней осенью мы должны обратить внимание на питание и употреблять больше продуктов, которые укрепляют селезенку, питают Инь и увлажняют сухость. Осень - сезон сбора урожая, и все виды ингредиентов богаты. У всех есть общепризнанный обычай «запасать осенний жир». В это время уместно увеличить количество питательных веществ и запастись жиром, чтобы противостоять суровым зимним холодам.»

"还有，深秋昼夜温差变大，要注重保暖，及时增减衣服，特别要注意足部保暖，以防寒邪入侵。"

He added, "Furthermore, as late autumn brings significant temperature fluctuations between day and night, it's important to keep warm. Adjust clothing promptly and pay special attention to keeping the feet warm to prevent the invasion of cold pathogens."

«Кроме того, поздней осенью разница температур дня и ночи становится явным. Мы должны обращать внимание на сохранение тепла в теле и особенно уделять внимание ногам, чтобы предотвратить проникновение холода.»

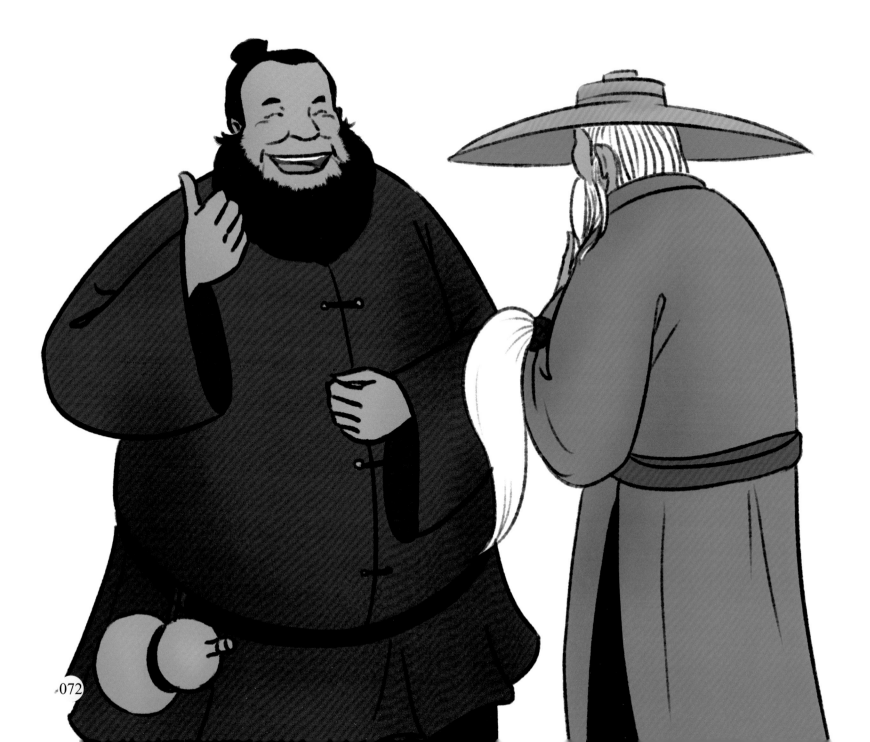

旦秋实听后说道："医仙就是医仙，果然不是浪得虚名。"

Dan listened attentively and remarked, "A true medical sage indeed, not just an empty reputation."

Услышав это, Дан Цюши сказал: «Ты божественный медик, не зря тебя так назвали»

- 早卧早起：在秋季，晚上 9 ～ 10 点入睡，早晨 5 ～ 6 点起床。

Early rest and early rising: In autumn, it is recommended to sleep around 9:00-10:00 PM and wake up at 5:00-6:00 AM.

Рано ложитесь и рано вставайте: Осенью ложитесь в 9:00-10:00 вечера и вставайте в 5:00-6:00 утра.

- 秋天要冻：秋季不要过早、过快地添加衣物，适当感受一点寒意，有助于锻炼耐寒能力，为入冬做准备。

Embracing the cold in autumn: During autumn, it is advisable not to add extra clothing too early or too quickly. Allowing oneself to feel a bit of cold helps build resistance to it, preparing the body for the upcoming winter.

Осенью тренировать себя к холоду: Когда температура снижается не спешите одевать теплую одежду. Дайте телу ощутить небольшой холод. Это поможет развить устойчивость к холоду и подготовит вас к зиме.

- 足部保暖原因：两脚离心脏最远，血液供应少，又因为脚部脂肪层薄，易受寒冷刺激。

Keeping the feet warm: It is crucial because feet are the farthest from the heart, receiving less blood supply. Additionally, the fat layer on the feet is thin, making them susceptible to cold stimuli.

Причины, по которым ноги следует держать в тепле: Стопы расположены дальше от сердца и имеют плохое кровоснабжение. Кроме того, жировой слой на ступнях тонкий, и они легко раздражаются от холода.

● 白露：天气以凉、燥为主，燥易伤肺、耗人津液，故白露养生的主要原则是养肺润燥与温阳通络。

White Dew: During White Dew, the weather becomes cooler and drier, which can harm the lungs and deplete bodily fluids. Therefore, the main principles of health preservation during White Dew include nourishing the lungs, moistening dryness, and promoting warmth and circulation.

Осенняя роса: Погода в основном холодная и сухая, а сухость может легко повредить легкие и потреблять жидкость в организме человека. Поэтому главный принцип здоровья осенней росы заключается в питании легких, увлажнении сухости и согревании Ян.

● 秋分：登高望远是一个很好的运动方式，既可以锻炼身体，也能陶冶情操，达到增强体质、防治疾病的目的。

Autumn Equinox: Climbing to higher vantage points is an excellent way to exercise the body while also nourishing the spirit. It enhances physical fitness and aids in disease prevention.

Осеннее равноденствие: Поднимайтесь на высоту и смотрите вдаль - хороший способ заниматься спортом. Это может не только тренировать тело, но и улучшить настроение, также улучшить физическую форму и является профилактикой.

● 霜降：冬眠是动物以中止生活活动的状态去越冬，是动物应对冬季外界不良环境和条件的一种自然习性。

First Frost: Hibernation is a natural behavior in which animals enter a state of suspended activity to survive harsh winter conditions.

Выпадение инея: Зимняя спячка — это когда животные уходят в спячку. Это естественная привычка животных справляться с неблагоприятной внешней средой.

旦秋实将白藏剑诀交给窦春胡，留下一句"咱们后会有期"，便带众弟子离去。

He handed over the Baicang Sword technique to Dou Chunhu, bidding farewell with the words, "We will meet again some day." Using their light-footcd martial skills, he and his disciples departed.

Дань Цюши передал книгу владения меча «Байцзан» Доу Чуньху, и сказал: «До скорой встречи!», и увел своих учеников .

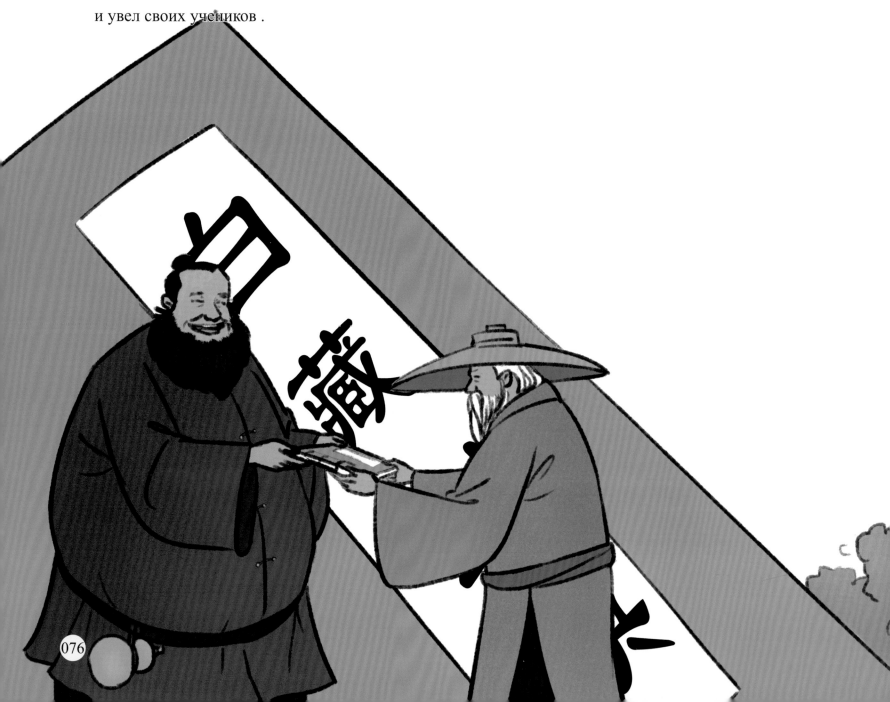

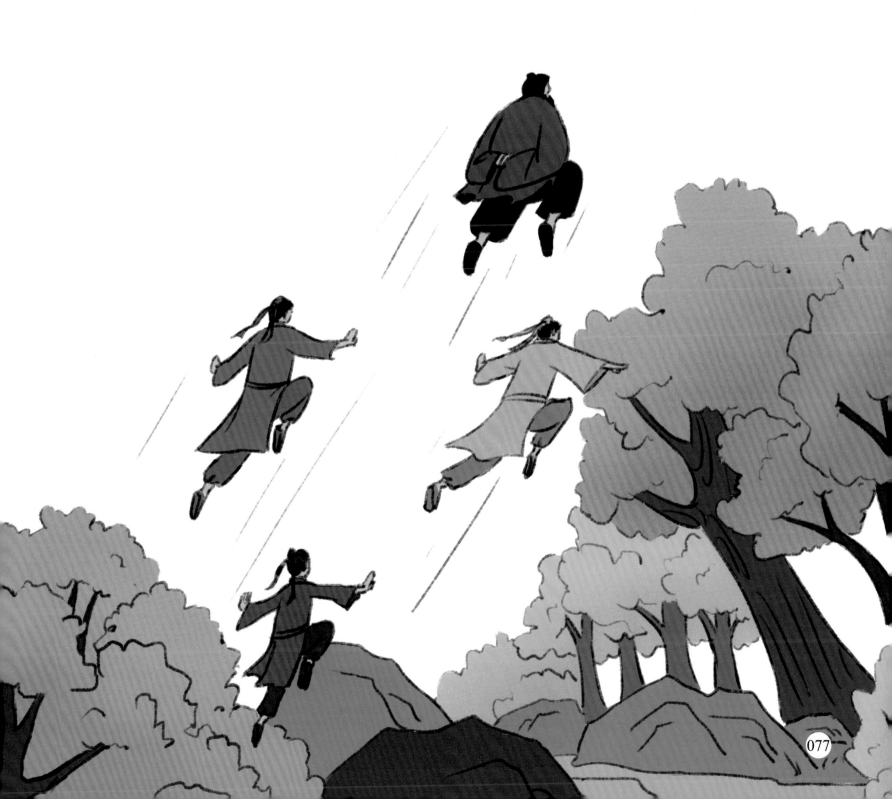

东方济世道："师父，旦宗主这么容易就把剑谱给咱们了。"

窦春胡说："看来他们都猜到了。"

"猜到什么了？"东方济世问道。

Dongfang Jishi asked, "Master, why did Master Dan easily give us the techniques?"

Dou replied, "It seems they have already figured it out."

"Figured out what?" Dongfang Jishi inquired.

Дунфан Цзиши сказал: «Учитель, мастер Дань так легко отдал нам книгу».

Доу Чуньху сказал: «Кажется, они все догадались».

«Что вы имеете виду?» — спросил Дунфан Цзиши.

"夏门主应该已经给其他两派飞鸽传书了，知道我通过天气和人体大概悟到了四季剑的总纲。刚才旦宗主分明是在考我。济世，咱们要快点去广寒宫了。"

Dou explained, "I believe Master Xia has already sent messages to the other two sects, informing them that I have roughly deciphered the general principles of the Four Seasons Swordsmanship based on weather patterns and the human body. It was clearly a test just now. Jishi, we must hurry up to the Palace of Extreme Cold."

«Мастер Ся должно быть уже отправил сообщение двум другим кланам, зная, что я примерно понял общую схему «Меча четырех сезонов» через погоду и человеческое тело. Только что мастер Дань явно проверял меня. Цзиши, нам нужно быстро отправиться во дворец Гуанхань».

冬季篇——广寒宫

Winter Part - Palace of Extreme Cold

Зимняя глава - дворец Гуанхань

师徒二人接连赢得夏剑剑诀和秋剑剑诀，只剩下北方的冬剑剑诀了，二人向广寒宫方向疾步而去。

Having acquired the Summer Sword and the Autumn Sword, the master and disciple now had only the Winter Sword left to obtain in the North. They hurried in the direction of the Palace of Extreme Cold.

Мастер и его ученик шли один за другим. Они уже получили книгу владения меча двух кланов и оба поспешили ко дворцу Гуанхань .

塞北漫天雪花，远处的山冈、松林，已经变成了一个幽静美丽的银白色世界。松枝上，高高低低，都托着大大的雪团。东方济世感叹道："好美呀！"

In the northern wilderness, snowflakes filled the sky, transforming distant hills and pine forests into a serene and beautiful world painted in shimmering white. Pine branches, high and low, bore large, fluffy snow masses.Dongfang Jishi exclaimed, "It's so beautiful!"

В Сай Бэй заполнен снегом, а горы и сосновые леса превратились в тихий и прекрасный серебристо-белый мир. На сосновых ветвях, высоких и низких, лежали большие массы снега. Дунфан Цзиши вздохнул: «Это так красиво!»

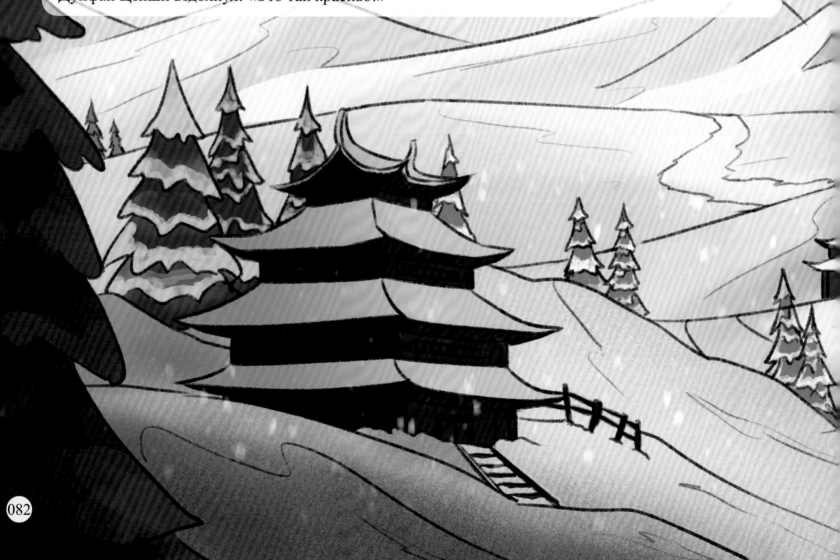

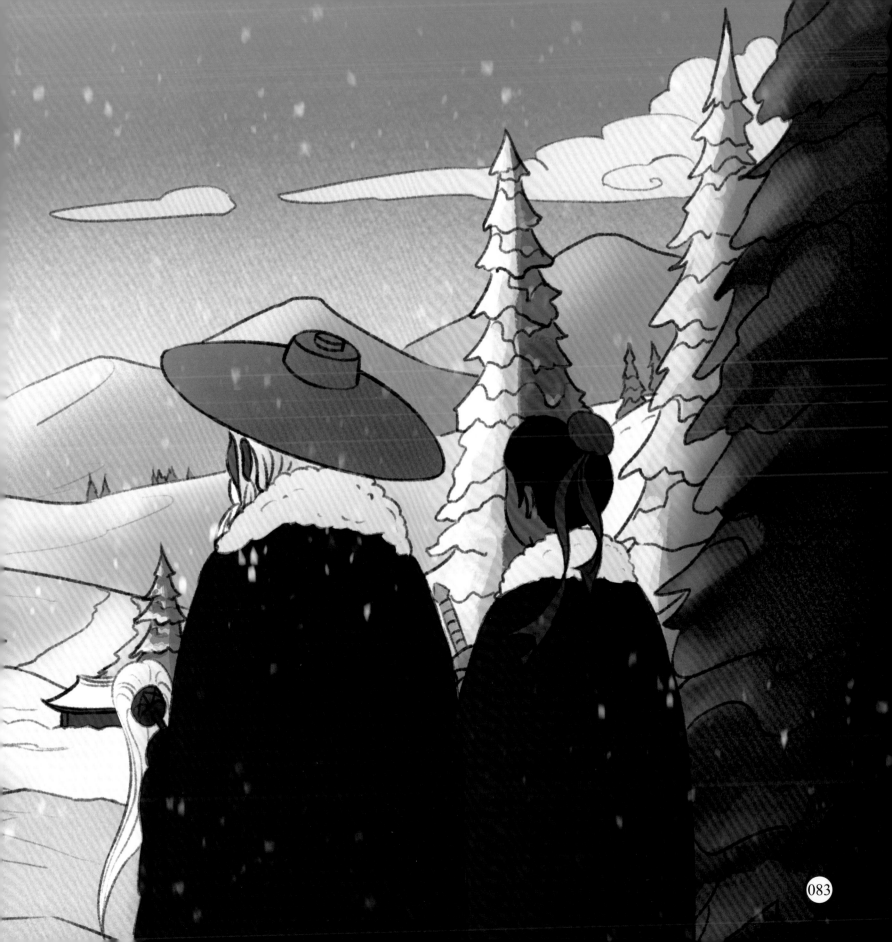

窦春胡说："广寒宫常年在冰天雪地之中，宫中又全是女子，她们生活起居和咱们大不相同，注意不要冲撞了她们。她们作息上遵循早卧晚起，饮食上以温补为主，多食牛羊肉等食物。"

Dou Chunhu cautioned, "The Palace of Extreme Cold is perpetually situated in this icy and snowy realm, and it is inhabited exclusively by women. Their way of life is quite different from ours, so we must be careful not to intrude. They follow a routine of early rest and late rising and prioritize warm foods in their diet, such as beef and mutton."

Доу Чуньху сказал: «Дворец Гуанхань круглый год находится посреди льда и снега, и дворец полон жснщип. Их жизнь сильно отличается от нашей. Будь осторожен и не конфликтуй с ними. Они рано ложатся и поздно встают. Их рацион в основном теплый и питательный, и они едят больше говядины, баранины и другие питательные пищи.»

东方济世追问道："师父，那广寒宫的剑诀呢？"

窦春胡回答道："广寒宫镇宫剑法叫玄英剑，分六式三十六招，六式分别是立冬、小雪、大雪、冬至、小寒、大寒。"

Dongfang Jishi inquired further, "Master, what about its technique?"

Dou Chunhu replied, "The beloved treasure in the Palace of Extreme Cold is Xuanying Sword, comprising six forms with a total of thirty-six moves, corresponding to the Beginning of Winter, Light Snow, Heavy Snow, Winter Solstice, Lesser Cold, and Greater Cold."

Цзиши спросил: «Учитель, а как насчет боя на мечах во дворце Гуанхань?»

Доу Чуньху ответил: «Меч дворца Гуанхань называют «Сюань Ин». Он разделен на шесть испытаний и тридцать шесть приемов, а именно: начало зимы, маленький снегопад, большой снегопад, зимнее солнцестояние, малые холода и большие холода.»

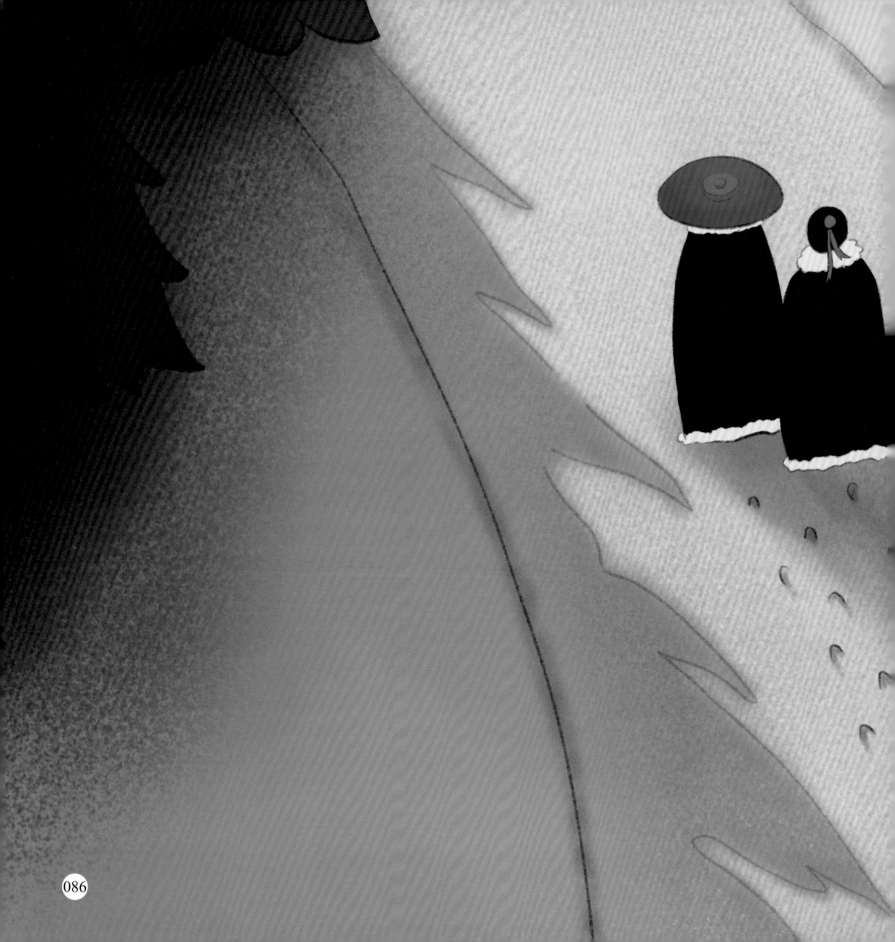

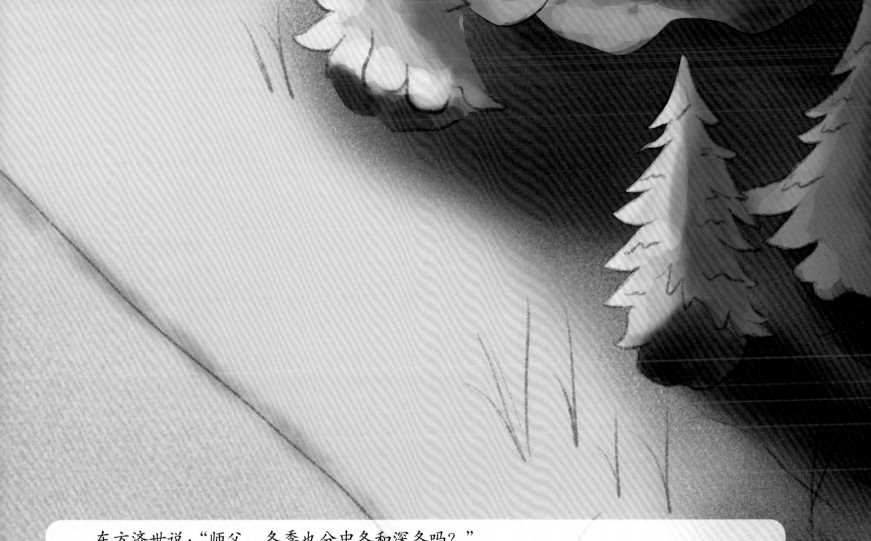

东方济世说："师父，冬季也分中冬和深冬吗？"

"当然，中冬人们大多蜗居室内，不愿外出活动，但需知中冬养生最应注重补养阳气。"

Dongfang Jishi asked, "Master, is there a distinction between early and deep winter?"

"Indeed, in mid-winter, most people tend to stay indoors while avoiding outdoor activities. However, it is important to know that during mid-winter, the focus should be on nourishing the *yang* energy," Dou explained.

Дунфан Цзиши сказал: «Учитель, зима тоже делится на середину зимы и глубокую зиму?»

«Конечно, большинство людей в середине зимы остаются дома и не хотят выходить на улицу, но важно знать, что в середине зимы нужно восполнить энергию Ян».

东方济世说:"如何补养阳气呢?"

窦春胡说:"一是'动则生阳',保持适度锻炼,促进气血运行,增强体质。二是热水泡脚,同时配合按摩涌泉穴,促进血液循环,温阳补肾。当然最好的办法还是用我们药王谷的针灸。"

Jishi inquired further, "How do we nourish *yang* energy?"

Dou replied, "First, 'movement generates *yang*', so it is advisable to maintain moderate exercise to promote the circulation of vital energy and blood and ultimately elevate our overall health. Second, soaking our feet in hot water, combined with massaging the Yongquan acupoint, can stimulate blood circulation and warm the *yang* while nourishing the kidneys. Of course, the best method is still acupuncture, as practiced in our Valley of Divine Medicines."

Дунфан Цзиши сказал: «А как пополнить Ян?»

Доу Чуньху сказал: «Первое — это «двигаться, чтобы генерировать Ян». Поддерживать умеренные физические упражнения, способствовать циркуляции Ци и крови, а также улучшить физическую форму. Второе — опускать ноги в горячую воду и массировать точку Юнцюань и в то же время, чтобы улучшить кровообращение. Согреть Ян и питать почки. Конечно, лучший способ — это иглоукалывание нашей долины Яован» .

"那深冬该怎么办呢。"东方济世问道。

窦春胡说："大寒大寒，防风御寒。深冬应注意祛寒保暖，潜藏阳气，顺应'冬季闭藏'的特性。冬季为肾所主，黑色入肾，可多食黑色食物，如黑米、黑豆等，有补肾润燥的功效。此外，腰部防寒也十分重要，可以采用双手搓腰功法进行锻炼，能够起到固精益肾、强壮腰脊的作用。"

"Then what about deep winter?" asked Jishi.

Dou Chunhu advised, "'During Greater Cold, guard against cold.' It is essential to dispel cold and stay warm, preserve the hidden *yang* energy, and align with the characteristic of 'winter storage'. Since winter is associated with the kidneys and the food in black nourishes the kidneys, consuming black foods like black rice and black beans can render a kidney-nourishing and moisturizing effect. Additionally, protecting the lower back from the cold is also important. The method of waist rubbing with both hands can be used to exercise and strengthen the kidneys, and help fortify the lower back."

«А что делать в разгар зимы?» -спросил Цзиши.

Доу Чуньху сказал: «В сильный холод, нужно защититься от ветренного холода. В конце зимы следует рассеивать холод и сохранить тепло в теле, сокрыть Ян и равномерно пройти «зимнюю акклиматизацию». Зимой почки более уязвимые. Черный цвет проникает в них, поэтому нужно есть больше черной пищи. Например, черный рис, черный фасоль и т. д., которые питают почки и увлажняют сухость. Кроме этого, также очень важно не допускать переохлаждения талии. Для упражнений можно использовать метод растирания талии обеими руками, что укрепит почки, а также укрепит талию и позвоночник».

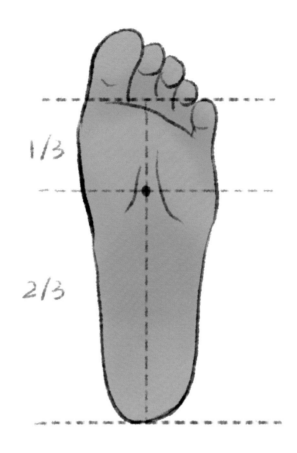

1/3

2/3

● 涌泉穴：涌泉穴位于足底部，蜷足时足前部凹陷处，约当足底第 2、3 跖趾关节与足跟连线的前 1/3 与后 2/3 交点上，冬季按摩涌泉穴可以促进血液循环、抑制肾脏虚火。

Yongquan acupoint: It is located on the sole of the foot, at the depression in front of the ball of the foot, approximately at the intersection of one-third from the front and two-thirds from the back along a line connecting the second and third metatarsophalangeal joints to the heel. Massaging the Yongquan acupoint in winter can promote blood circulation and suppress kidney deficiency.

Точка Юнцюань: Точка Юнцюань расположена на внутренней стороне стопы. Когда стопа согнута вверх, она находится во впадине передней части стопы. Примерно на пересечении передней 1/3 и задних 2/3 линия, соединяющая 2-й и 3-й плюснефаланговые суставы стопы и пятки. Зимой массаж точки Юнцюань может способствовать кровообращению и подавлять астенический жар почечной недостаточности.

● 双手搓腰功法：两手对搓发热后，紧按腰眼处，稍停片刻，然后用力向下搓到尾椎骨。每次做 10 ～ 30 遍，每天早晚各做一次。

Double-handed waist rubbing technique: After rubbing both hands together to generate heat, press firmly on the small of the back, pause briefly, then rub vigorously downward to the tailbone. Repeat this motion 10 ~ 30 times per session and perform it once in the morning and once in the evening daily.

Техника растирания поясницы двумя руками: потрите ладони друг о друга, и после того, как они станут горячими, плотно прижмите ими поясницу. Придержите так на некоторое время, а затем сильно разотрите вниз до хвостовых позвонков. Делайте это по 10 ~ 30 раз по одному разу каждое утром и вечером.

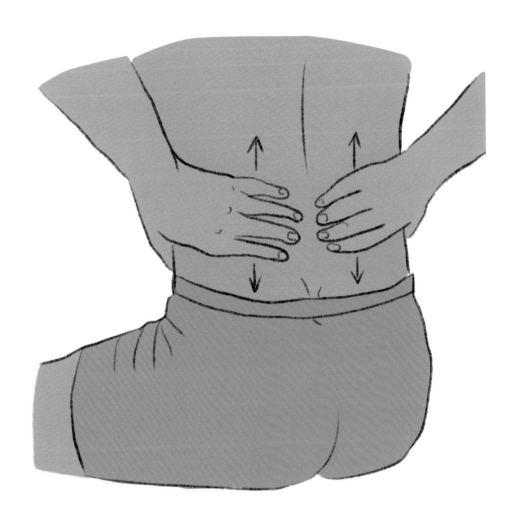

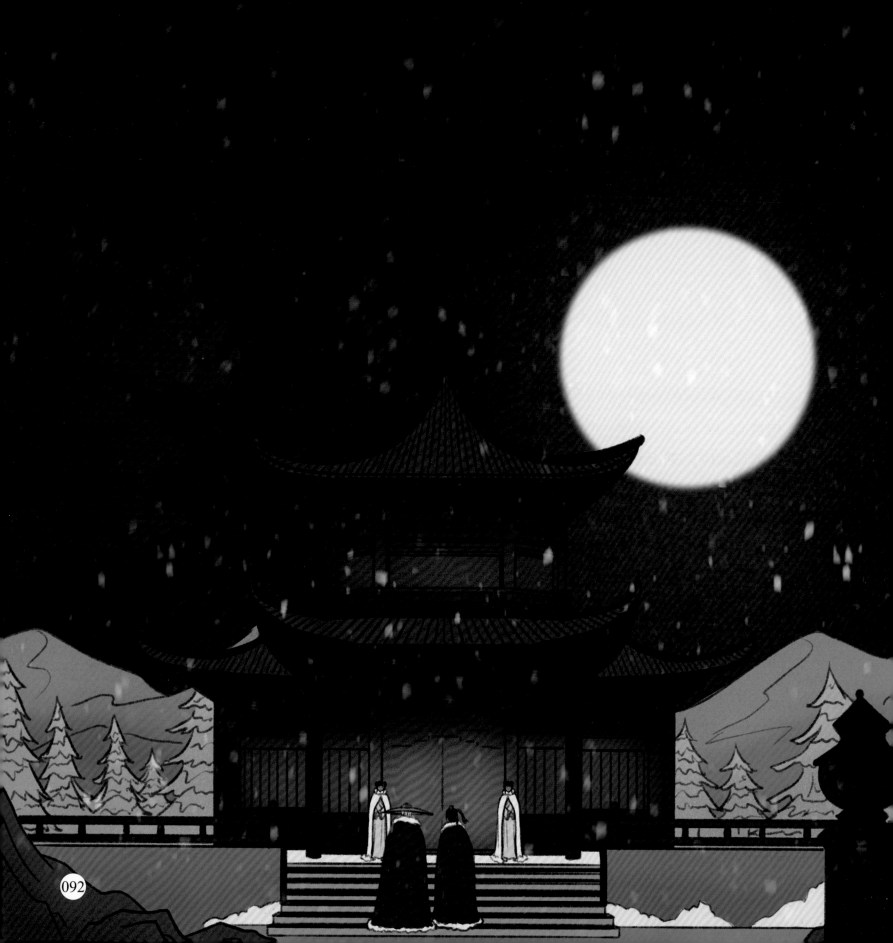

师徒二人眼前出现了一座宫殿。那一座深红的宫殿像嵌在雪地上一样，露出琉璃瓦顶。一弯新月划过精致的角楼，给高墙上洒下一片朦胧昏黄的光。门前有两位白衣女子把守。

窦春胡上前说："药王谷谷主窦春胡前来求见。"

Before the master and disciple appeared a palace. The deep red palace seemed to be embedded in the snow, with its glazed tile roof exposed. A crescent moon gracefully passed over the exquisite turret, casting a dim, hazy hue on the high walls. Two white-clad women stood guard at the entrance.

Approaching them, Dou Chunhu said, "Dou Chunhu, the Master of the Valley of Divine Medicines, has come to request an audience."

Перед мастером и учеником предстал дворец. Багровый дворец, казалось, был засыпан снегом, а его черепичная крыша была обнажена. Полумесяц прошел над изящной башенкой, отбрасывая на высокую стену туманный желтый свет. Дверь охраняют две женщины в белом.

Доу Чуньху вышел вперед и сказал: «Доу Чуньху, глава долины Яован, пришел просить аудиенции» .

欧阳天冬和窦春胡互相见了礼，又请师徒二人落座，随后说道："窦谷主，我已接到夏门主和旦宗主的信，也知道你大概推测出了我们三派的剑法。不过想要广寒宫的剑谱，就必须要打得过我这徒儿。霜儿，你下去和东方师侄比试比试，不要丢我广寒宫的人。"

Ouyang Tiandong exchanged greetings with Dou Chunhu and then invited the master and disciple to take a seat, saying, "Master Dou, I have received letters from Master Xia and Master Dan, and guess you have deduced the techniques of our three sects. However, to obtain the techniques of the Palace of Extreme Cold, your disciple must defeat mine in combat. Shuang'er, step forward and spar with Dongfang Jishi. Don't bring disgrace upon our palace."

Оуян Тяньдун и Доу Чуньху поприветствовали друг друга. Она пригласила их сесть. Затем сказала: «Мастер Доу, я получила письмо от мастера Ся и мастера Дана, и я знаю, что ты, намерен получить технику владения меча наших трех кланов. Но если ты хочешь получить технику меча дворца Гуанхань, то должен победить мою ученицу. Шуанъэр, спустись и сразись с Дунфаном, не дай потерять лицо дворца Гуанхань.

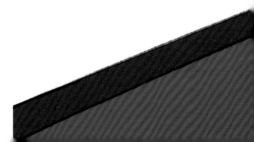

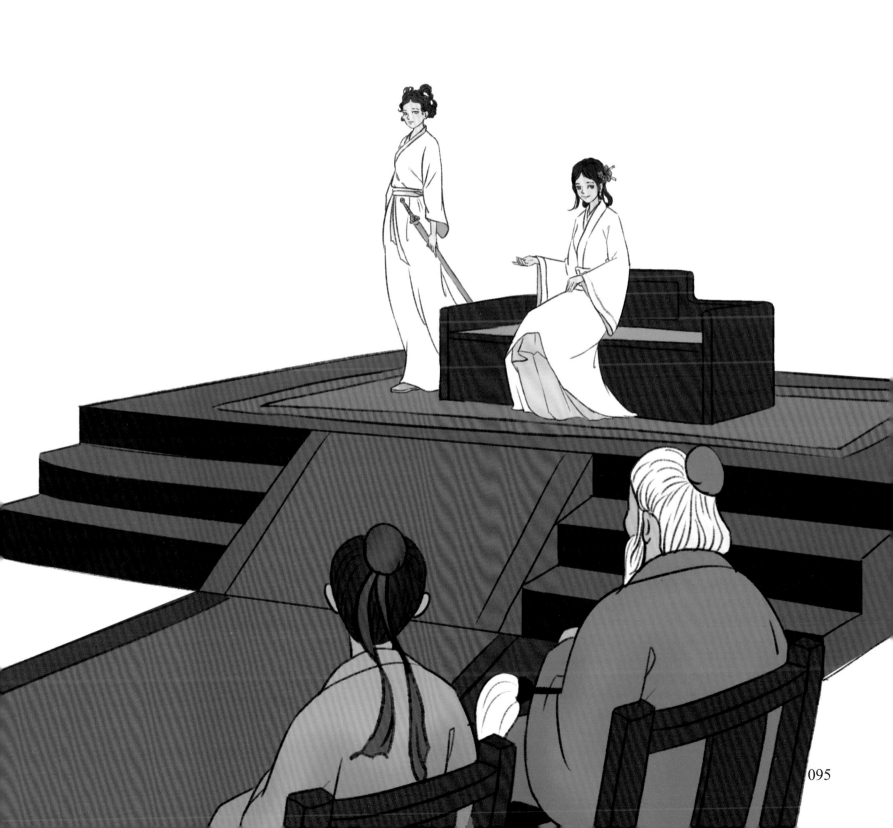

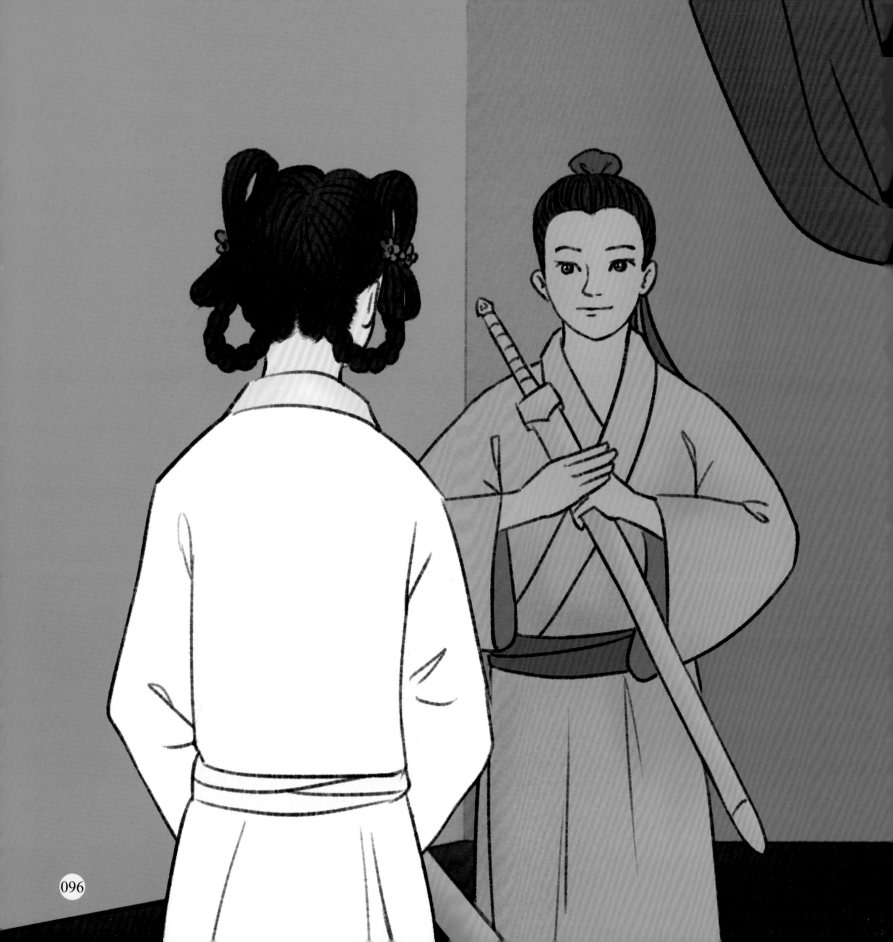

霜儿走到大殿中央，与东方济世相互见礼。

Shuang'er walked to the center of the grand hall and exchanged courteous gestures with Dongfang Jishi.

Шуанъэр вышла в центр зала и поприветствовала Дунфана Цзиши.

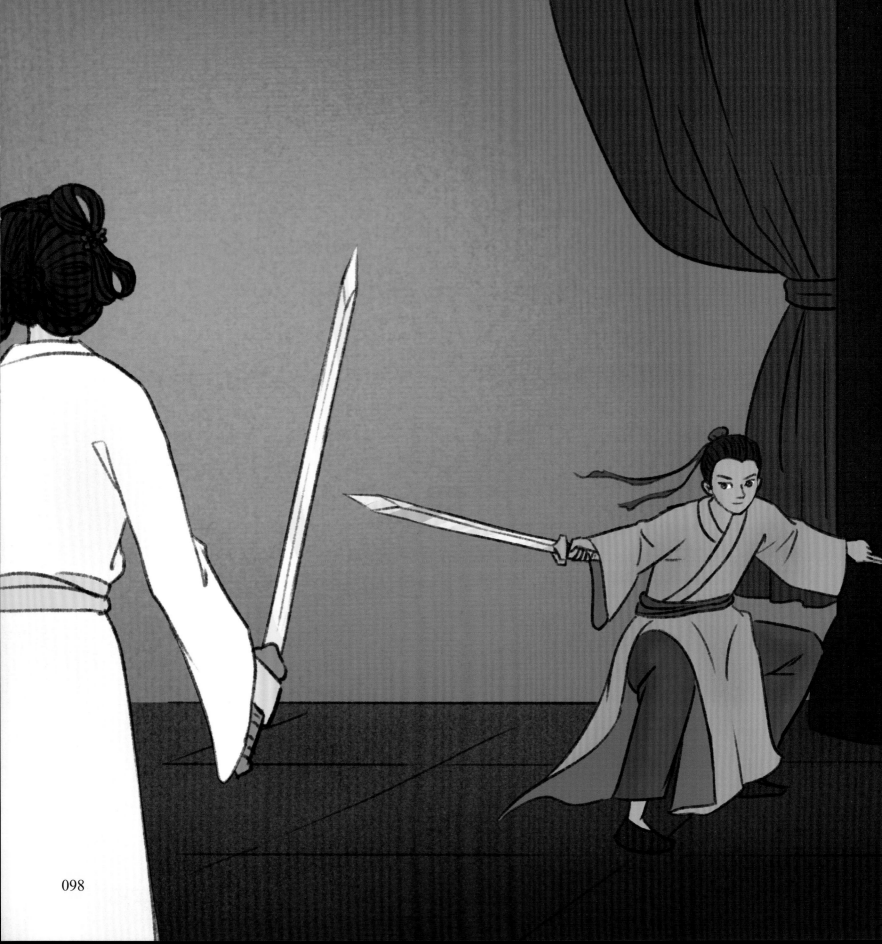

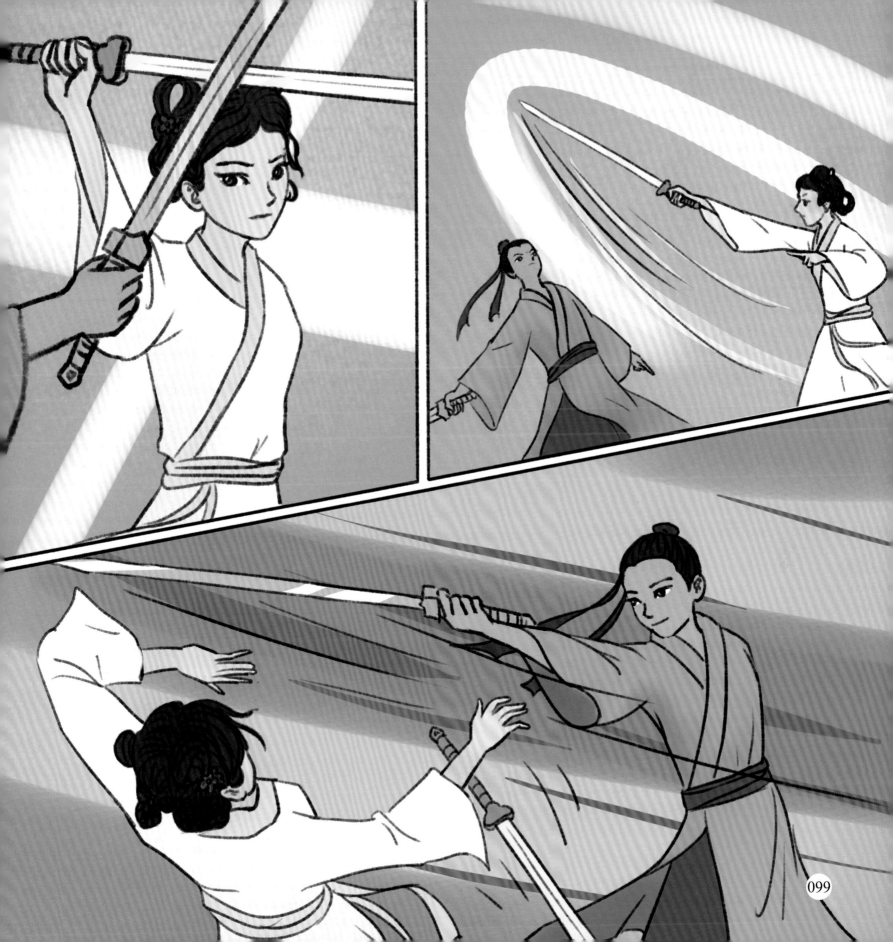

两人手持利剑相对而立，分别使出自家门派剑法打斗在一起，手中银剑相互碰撞，不分胜负。一炷香后，东方济世不得已用了太虚门朱律剑的"大暑"才胜了一招半式。

The two, each wielding their swords and standing against each other, clashed in a dazzling display of martial skills in their respective sects. Their silver blades clashed repeatedly, and neither seemed to gain the upper hand. After the passage of an incense stick's worth of time, Dongfang Jishi managed to secure a victory with a move from the Zhulv Sword's "Greater Heat".

Эти двое стояли, друг напротив друга держа острые меча в руках. Сражаясь друг с другом, используя свое собственное искусство владения мечом. Серебряные мечи в их руках столкнулись друг с другом. Некоторое время спустя, Дунфан Цзиши использовал великую жару мечом Чжу Люй, и выиграл, сделав умный ход.

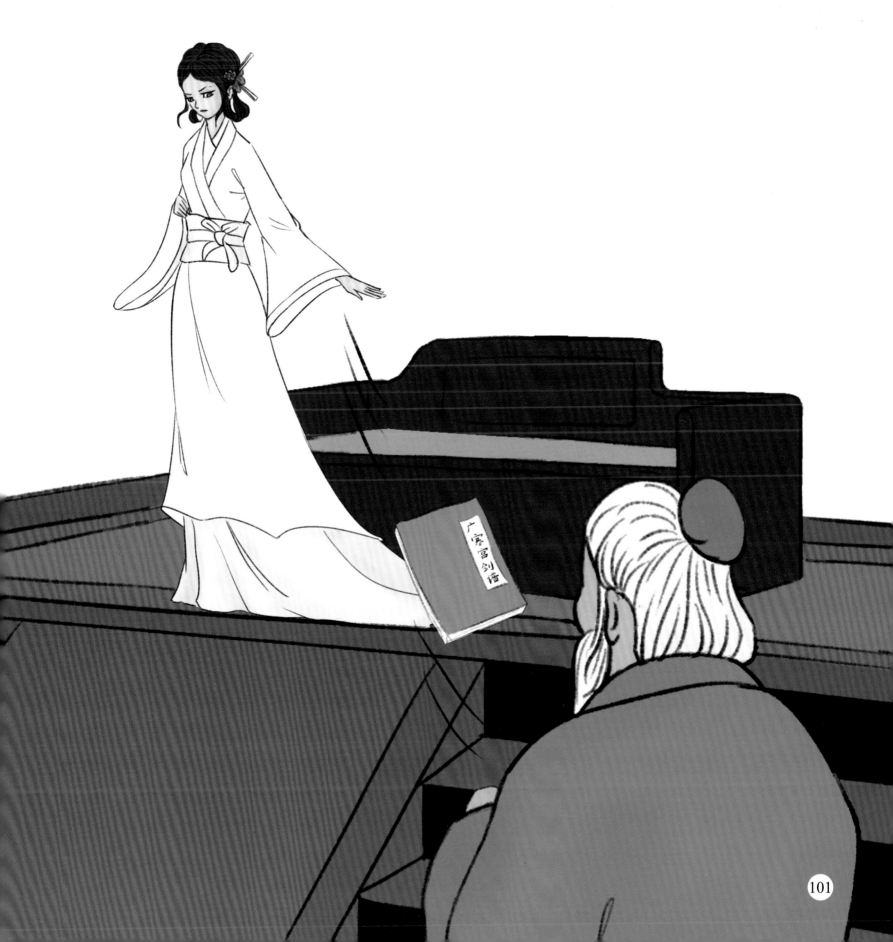

欧阳天冬说道："窦谷主，我们输了，履行承诺将剑谱给你。但我广寒宫全是女子，就不留两位了。"说完，将剑谱扔给窦春胡，拂袖而去。

Ouyang Tiandong declared, "Master Dou, we have lost, and we will honor our promise to give you the techniques. Given that the Palace of Extreme Cold is an exclusively female sect, we are sorry to not keep you for a stay." With these words, he tossed the techniques to Dou Chunhu and departed in a sweeping motion of his robe.

Оуян Тяньдун сказала: «Мастер Доу, мы проиграли, и мы выполним наше обещание и отдадим вам нашу книгу. Но мой дворец Гуанхань полон женщин, поэтому не смогу вас двух попросить остаться.» Сказав это, она бросила книгу к Доу Чунху и ушла.

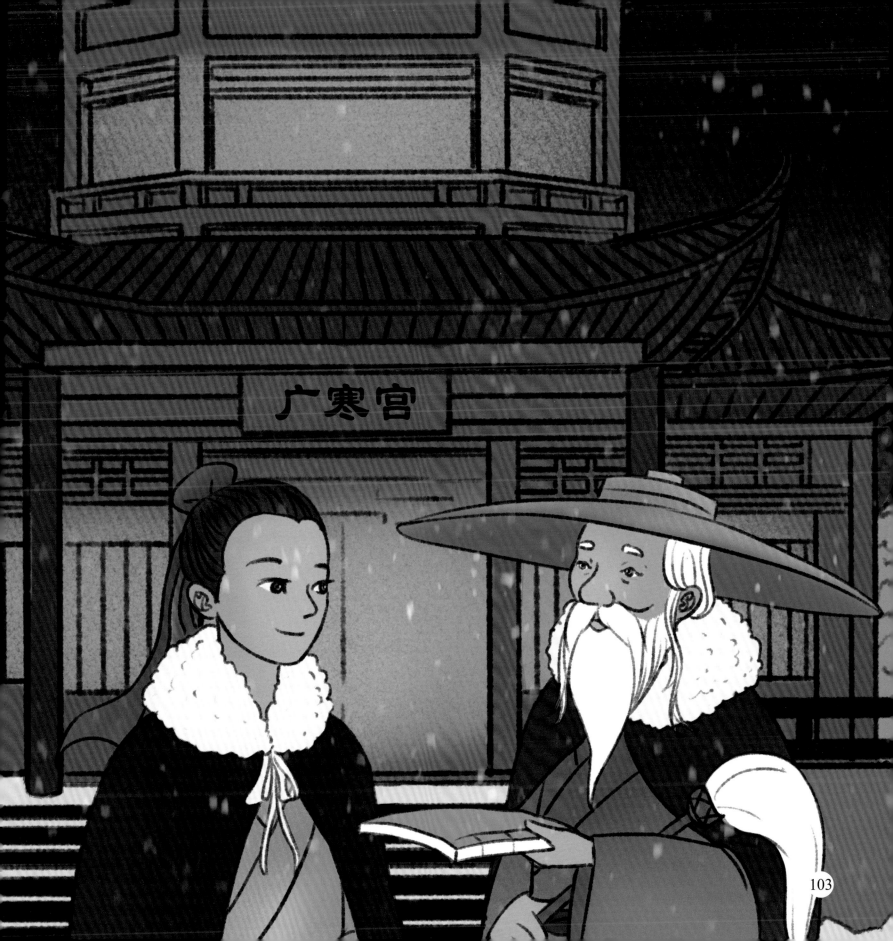

师徒二人没有多留，离开后原路返回。

Without lingering, the master and disciple retraced their steps and departed.

Мастер и его ученик вернулись той же дорогой, что и пришли.

- 早卧晚起：在冬季，晚上 9 ～ 10 点睡觉，早上 7 点起床。

Early rest and late rising: In winter, it is recommended to sleep around 9:00-10:00 PM and wake up at 7:00 AM.

Рано ложитесь спать и рано вставайте: зимой ложитесь в 9:00-10:00 вечера и вставайте в 7:00 утра.

- 立冬：立冬过后天气变化明显，人体感受到气温下降，阳气开始由收变敛，所以冬季养生重点在于养阳、藏阳。

Beginning of Winter: Following the Beginning of Winter, there is a noticeable change in weather, with a drop in temperature, and *Yang* energy starts to recede, making it essential to nourish and preserve *yang* energy during winter.

Начало зимы: после начала зимы погода значительно меняется. Человеческое тело чувствует падение температуры, и Ян начинает меняться от получения к запасанию. Поэтому основное внимание в зимний сезон уделяется питанию Ян и сокрытию Ян.

- 小雪：羊肉性温热可温胃御寒，萝卜性寒味辛，有健脾养胃、益气补精的功效。小雪节气喝萝卜羊肉汤有进补和防寒的双重效果。

Light Snow: Mutton can warm the stomach to combat cold, while radishes have a cold nature with a spicy taste, hence its function in benefiting spleen and stomach health, and replenishing energy and essence. Consuming mutton and radish soup during Light Snow provides both nourishment and cold protection.

Маленький снегопад: баранина теплая и согревает желудок, защищая от простуды, а редька холодная и острая. Она укрепляет селезенку и питает желудок, насыщая Ци и имеет питательный экстракт. Во время маленького снегопада, поешьте суп из редьки и баранины. Оно обладает двойным эффектом, подкреплять организм и сохраняет тепло.

- 大雪：大雪养生三藏原则，一藏身体，减少户外活动；二藏精神，保持精神愉悦；三藏气血，运动通畅气血。

Heavy Snow: The principles for keeping in good health during Major Snow include: reducing outdoor activities to preserve the body, maintaining a cheerful spirit to save the energy, and conduct regular exercise to promote the circulation of blood.

Сильный снегопад: три принципа сохранения здоровья при сильном снегопаде: первый — тепло одеться, уменьшить активность на улице; второй — держать настроение в позитиве; третий — кровь, упражнения могут нормализовать Ци в крови.

● 冬至：传说在东汉末年，张仲景冬天回南阳故里探亲。在白河岸边看见很多穷苦人衣不蔽体、手脚生疮、耳朵冻烂，心生不忍，与执事一起给穷人舍药治冻伤，药名叫做祛寒娇耳汤。之后，人们为了纪念张仲景的医术和功德，把驱寒药材包成饺子吃，由此有了冬至吃饺子的习俗。

Winter Solstice: Legend has it that during the late Eastern Han Dynasty, the physician Zhang Zhongjing returned home to Nanyang during winter. On the river bank, he saw many impoverished people suffering from exposure, frostbite, and ear infections due to severe cold. Touched by their suffering, Zhang Zhongjing and his attendants provided medicine to treat their frostbite - the medicine was called "Cold-Dispelling Jiao'er Soup". Later, to commemorate Zhang Zhongjing's medical skills and good deeds, people began wrapping the herbs that dispel the cold in dumplings and eating them during the Winter Solstice, giving rise to the tradition of eating dumplings during this festival.

Зимнее солнцестояние. Легенда гласит, что в конце династии Восточная Хань, доктор Чжан Чжунцзин возвращался в свой родной город Наньян, чтобы зимой навестить родственников. На берегу реки Байхэ он увидел много бедных людей без одежды, с язвами на руках и ногах и обмороженными ушами. Он не мог просто пройти и вместе с дьяконом раздал беднякам лекарство от обморожения . Лекарство называлось «Суп с пельменями рассеивающий холод». Позже, чтобы почтить память Чжан Чжунцзин и его медицинские навыки и заслуги, люди заворачивали лекарства рассеивающий холод в пельмени и ели их, что привело к обычаю есть пельмени во время зимнего солнцестояния.

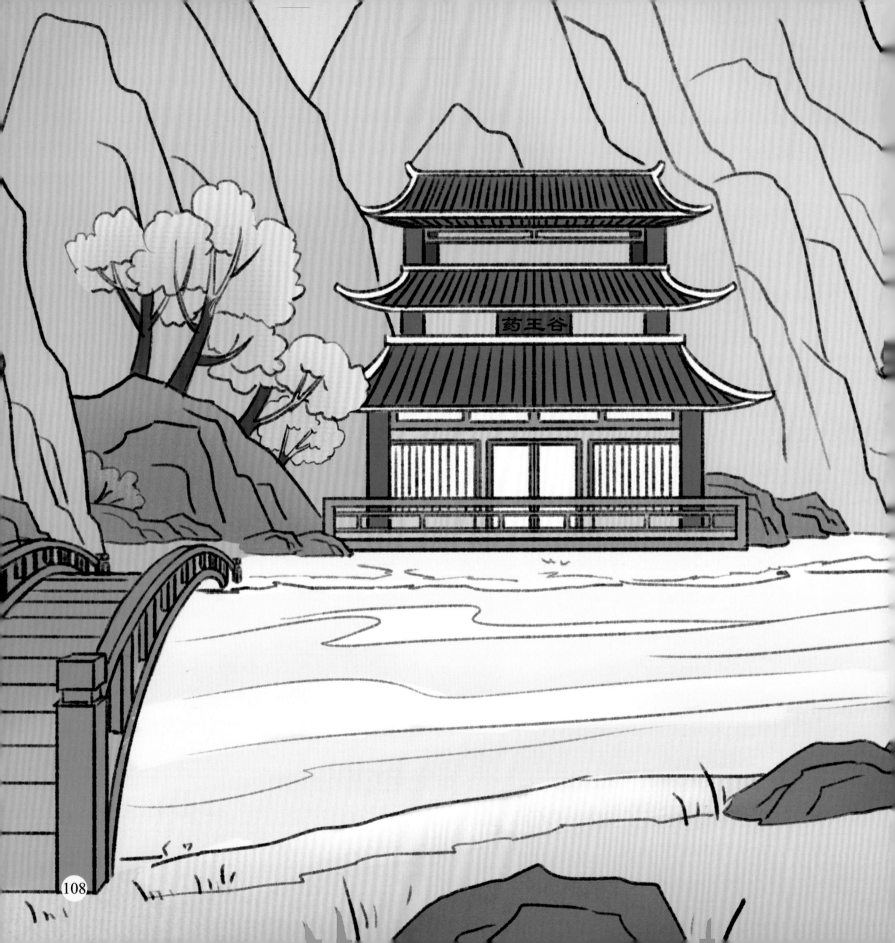

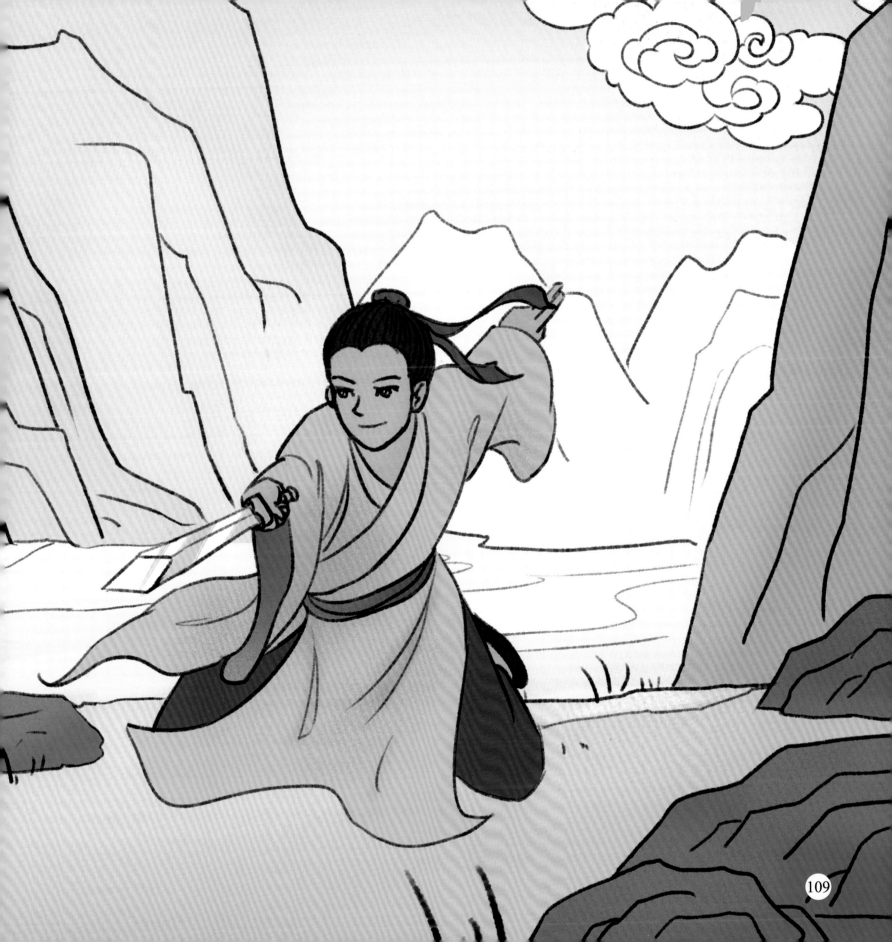

尾 声

转年，窦春胡师徒回到了药王谷，东方济世闭关练习四季剑。出关后，东方济世在最新一届的武林大会上技压群雄，取得了武林盟主之位，后又继承了药王谷谷主之位，一时名声大震，药王谷也发展成了江湖第一大门派。

不仅如此，东方济世通过四季剑总结出了春夏秋冬二十四节气，对农耕生产和四时养生做出了突出贡献。东方济世也成为江湖中的一个传奇。

Epilogue

The following year, Dou Chunhu and his disciple returned to the Valley of Divine Medicines, where Dongfang Jishi immersed himself in rigorous practice of the Four Seasons Swordsmanship. Emerging from seclusion, Dongfang Jishi dazzled at the latest martial arts tournament, outshining all other competitors and claiming the position of "Martial World Leader". He later inherited the role of "Master of the Valley of Divine Medicines", after which his fame resounded far and wide, and the Valley of Divine Medicines evolved into the foremost martial arts sect in the realm.

Moreover, Dongfang Jishi's study of the Four Seasons Swordsmanship led him to summarize the twenty-four solar terms of spring, summer, autumn, and winter, making significant contributions to agriculture and four seasons of health maintenance. Dongfang Jishi then became a legend in the martial world.

Эпилог

Через год Мастер Доу Чуньху и его ученик вернулись в долину Яован, а Дунфан Цзиши в уединении практиковал «Меч четырех сезонов». Выйдя из затворничества, Дунфан Цзиши превзошел всех героев на последнем соревновании по боевым искусствам и завоевал позицию лидера альянса боевых искусств. Позже он вступил в должность главы долины Яован. Он прославился, а долина Яован превратилась в крупнейший клан в мире.

Дунфан Цзиши суммировал двадцать четыре солнечных периода весны, лета, осени и зимы с помощью «Меча четырех сезонов» и внес выдающийся вклад в сельскохозяйственное производство и профилактике в течение четырех сезонов. Дунфан Цзиши также стал легендой в мире боевых искусств.